LEÇONS

SUR LA

CHIRURGIE CLINIQUE

DES

MALADIES DES VOIES URINAIRES

PROFESSÉES A L'HOPITAL SAINT-SAUVEUR,
AU DISPENSAIRE DE LA CLINIQUE DES MALADIES DES VOIES URINAIRES

PAR

A. PAQUET,

PROFESSEUR DE MÉDECINE OPÉRATOIRE A LA FACULTÉ DE MÉDECINE DE LILLE ;
CHIRURGIEN DES HÔPITAUX,
MEMBRE CORRESPONDANT DE LA SOCIÉTÉ DE CHIRURGIE,
DE LA SOCIÉTÉ ANATOMIQUE, ETC.

I.

LEÇONS GÉNÉRALES.

PARIS,

V. ADRIEN DELAHAYE ET Cie, LIBRAIRES-ÉDITEURS,

PLACE DE L'ÉCOLE DE MÉDECINE.

1878.

LEÇONS

CHIRURGIE CLINIQUE

DES MALADIES DES VOIES URINAIRES.

LEÇONS

SUR LA

CHIRURGIE CLINIQUE

DES

MALADIES DES VOIES URINAIRES

PROFESSÉES A L'HOPITAL SAINT-SAUVEUR,

AU DISPENSAIRE DE LA CLINIQUE DES MALADIES DES VOIES URINAIRES

PAR

A. PAQUET,

PROFESSEUR DE MÉDECINE OPÉRATOIRE A LA FACULTÉ DE MÉDECINE DE LILLE,
CHIRURGIEN DES HÔPITAUX,
MEMBRE CORRESPONDANT DE LA SOCIÉTÉ DE CHIRURGIE,
DE LA SOCIÉTÉ ANATOMIQUE, ETC.

I.

LEÇONS GÉNÉRALES.

PARIS,

V. Adrien Delahaye et Cie, LIBRAIRES-ÉDITEURS,

PLACE DE L'ÉCOLE DE MÉDECINE.

1878.

AVANT-PROPOS.

L'étude des applications d'une science demande
la connaissance préalable de notions générales.
Les questions de détails se multiplient dans une si
large mesure avec le perfectionnement des moyens
d'investigation, que l'abstraction s'impose comme
une nécessité première.

La clinique chirurgicale n'échappe pas à cette
règle ; l'exposition synthétique y précède utilement
l'analyse et la comparaison des faits particuliers ;
et si cela est vrai pour la clinique en général, cela
l'est également pour l'une de ses branches les plus
intéressantes, la clinique des maladies des voies
urinaires.

Ce livre est le résumé des leçons générales que
j'ai faites dans ce but à l'hôpital Saint-Sauveur, au
dispensaire de la clinique des maladies des voies

urinaires ; on peut le considérer encore comme une
introduction à l'étude des ouvrages spéciaux dont la
littérature médicale s'est enrichie dans le cours de
ces dernières années, ou comme une sorte de *vade
mecum* contenant les éléments du diagnostic et de
la thérapeutique chirurgicale des maladies des
voies urinaires.

LEÇONS

SUR LA

CHIRURGIE CLINIQUE

DES MALADIES DES VOIES URINAIRES.

PREMIÈRE LEÇON.

Introduction. — Urine normale. — Urine pathologique. — Moyens généraux du diagnostic.

MESSIEURS,

Les maladies des voies urinaires appartiennent essentiellement à la chirurgie. Bien que de prime abord leur cadre paraisse restreint, vous verrez ces maladies revêtir tant de formes, se présenter avec des aspects si différents suivant l'âge, le sexe, la constitution, les prédispositions morbides du sujet, s'enchaîner les unes aux autres par des liens étroits et présenter cependant des indications thérapeutiques si variées, que vous ne tarderez pas à comprendre l'utilité de leur groupement dans un enseignement annexe de celui de la clinique chirurgicale générale, dont il n'est ainsi qu'un dérivé.

Des notions d'anatomie et de physiologie ne vous suffiront pas pour porter un diagnostic et résoudre le problème de l'indication à remplir ; vous devrez encore faire appel aux données puisées dans l'étude de la théorie et de la clinique ; réunies, toutes ces connaissances vous permettront d'arriver à la sûreté du diagnostic , et, l'art aidant , vous posséderez les véritables éléments du succès.

Nous inaugurons aujourd'hui le dispensaire de clinique des maladies des voies urinaires, qui a été créé dans cet hôpital par la Faculté de médecine , et dont elle m'a confié la direction ; l'ordre dans lequel nous étudierons , au point de vue clinique , les maladies des voies urinaires , sera nécessairement subordonné aux observations recueillies ; mais en attendant que des malades se soient présentés en nombre suffisant pour fournir des termes de comparaison , je vous exposerai , dans une série de leçons générales , les sujets les plus importants ; je les développerai devant vous plus encore au point de vue pratique qu'à celui de la patho logie pure , me réservant de vous mettre ensuite aux prises avec les difficultés de l'application au malade des préceptes que vous aurez puisés dans ces leçons.

L'appareil urinaire se compose d'organes divers : l'un est éliminateur de l'urine , le rein ; d'autres conduisent l'urine du rein vers le monde extérieur , et c'est à l'ensemble de ces derniers organes qu'on a donné le nom de voies urinai res. Les maladies du rein ne sauraient nous intéresser qu'en tant qu'elles constituent le point de départ ou une complication des maladies des voies urinaires. Parmi ces dernières , nous remarquons des lésions traumatiques , des lésions inflammatoires , des lésions organiques , des troubles fonctionnels , une affection spéciale , l'affection calculeuse , et enfin des tumeurs , qui se développent principalement dans la prostate et la vessie. Or, un grand nombre de ces lésions s'accompagnent d'une altération de l'urine, ou sont les suites de cette altération ; il me paraît donc rationnel de vous dire, dès maintenant, quelques mots de l'urine normale, et des modifications qu'elle présente dans les maladies des voies urinaires.

L'urine normale est un liquide variant du jaune pâle au jaune rougeâtre, suivant la quantité plus ou moins considérable de matière colorante qu'elle renferme à l'état de dissolution.. L'ingestion de certaines substances, comme la garance, la rhubarbe, l'indigo, lui donne des colorations particulières.

Son odeur est peu prononcée; au moment de l'émission, elle n'est nullement désagréable, mais elle acquiert peu à peu, au contact de l'air, des caractères particuliers dûs à la fermentation et à la transformation de l'urée en carbonate d'ammoniaque par la fixation de deux éléments d'eau : cette fermentation, qui se produit spontanément à l'air libre, a lieu quelquefois dans la vessie, et constitue alors un signe ou une cause de maladies. Vous savez que certaines substances, comme l'essence de térébenthine, le copahu, le cubèbe, l'asperge, donnent à l'urine des odeurs caractéristiques difficiles à définir, mais qu'on ne saurait méconnaître, lorsqu'on a été à même de les constater une seule fois.

La densité de l'urine normale est de 1.018 en moyenne ; immédiatement après le repas, ce chiffre peut tomber à 1.005 ; quelques heures après, pendant la digestion, il peut s'élever à 1.025. Règle générale : il convient d'examiner l'urine du matin, ce qu'on appelle l'urine du sang, par opposition à l'urine dite des boissons et à l'urine de la digestion ; c'est cette urine du matin qui, dans l'état de santé, donne un chiffre de 1.015 à 1.022, en moyenne 1.018. Ces données générales vous suffisent, et il ne vous sera nullement nécessaire d'avoir recours aux urodensimètres de Neubaüer, qui permettent d'apprécier des fractions de division, ni à celui de Niemann, lequel, grâce à l'addition d'un thermomètre, facilite les corrections que nécessiterait la température de l'urine au moment de votre examen.

La réaction de l'urine est franchement acide, et cette acidité est due à la présence du phosphate acide de soude ; dans certains cas compatibles avec l'état de santé, l'urine sera neutre ou même alcaline; les eaux de Vichy, un excès d'alimentation végétale, et en particulier l'usage des légumes ou de fruits contenant des tartrates, citrates, malates alcalins, sels qui se décomposent dans le sang et s'éliminent par l'urine à l'état de bicarbonates, produisent ce résultat. Nous verrons plus tard quel parti on a voulu tirer de ces agents dans le traitement du catarrhe de la vessie et de l'affection calculeuse. Il n'en est pas moins vrai que la persistance de l'alcalinité de l'urine, surtout lorsqu'il s'y joint une odeur ammoniacale même légère, doit mettre sur la voie de la recherche d'une maladie des organes urinaires. L'urine est de consistance aqueuse ; lorsque cette consistance se modifie, lorsque l'urine devient visqueuse soit à la fin de l'émission, soit seulement après quelques heures de repos, il faut songer à la présence du mucus, du pus on du mucopus de provenance vésicale, prostatique ou uréthrale.

La quantité d'urine rendue pendant les vingt-quatre heures varie suivant la saison, les habitudes, l'exercice, etc :

en moyenne elle est de 890 à 900 grammes en été, de 900 à 1,300 grammes en hiver.

La quantité de matériaux tenus en dissolution est très variable suivant les individus, et chez le même individu selon la température extérieure, l'alimentation, le degré d'exercice musculaire, etc... Elle oscille entre 50 et 60 grammes par jour, chez un homme de taille moyenne. L'urée en constitue environ la moitié ; l'acide urique, le 100me à l'état normal : mais une alimentation animalisée augmente dans de fortes proportions cette quantité d'acide urique, lequel étant moins soluble à froid qu'à chaud, se dépose dans l'urine rendue depuis quelque temps, sous la forme de sable rouge. Il en est de même des urates alcalins, dont la proportion croît dans l'urine fébrile ; ils se déposent sur les parois du vase, avec l'apparence d'un sédiment rouge briqueté, non cristallisé, mais constitué par de petites masses granuleuses, plus ou moins isolées ou agglomérées par du mucus. L'acide urique et les urates se redissolvent par la chaleur ; ils se distinguent ainsi des dépôts phosphatiques ; ces derniers, à base de soude, de magnésie, de chaux ou encore d'ammoniaque et de magnésie sont insolubles dans un liquide neutre ou alcalin : ils ne sont dissous dans l'urine qu'à la faveur d'un excès de phosphate acide de soude. Solubles dans les acides minéraux dilués avec précipitation par l'ammoniaque, ils ne peuvent être dissous par la chaleur seule, ce qui les distingue des urates.

L'examen microscopique fournit des caractères bien tranchés, et que vous devrez toujours rechercher avec soin. L'acide urique cristallise sous la forme rhomboïdale : ces cristaux sont souvent losangiques, et présentent alors deux angles tronqués ; l'urate de soude présente ordinairement des masses composées d'aiguilles agglomérées : l'addition d'une goutte d'acide acétique détermine la formation de cristaux d'acide urique.

Les cristaux de phosphate ammoniaco-magnésien sont caractéristiques ; ils forment des prismes volumineux à trois pans, incolores , à sommet légèrement tronqué.

Dans les urines rendues depuis longtemps, on trouve des cristaux foliacés, arborescents, de phosphate tribasique.

Le chlorure de sodium se trouve dans l'urine normale, dans la proportion de 5 à 20 grammes, par 24 heures. On le dose à l'aide du nitrate d'argent.

On peut encore rencontrer dans l'urine saine des traces d'oxalate de chaux ; il se présente sous la forme d'octaèdres bien définis, rarement sous celle de dodécaèdres.

Enfin on a signalé l'existence de ferments dans l'urine : M. Béchamp y décrit sous le nom de néphrozymase un ferment analogue à la ptyaline : M. Scherer fait jouer au mucus vésical le rôle de ferment ; M. Pasteur décrit comme tel un infusoire du genre toluracée, qni prend naissance dans l'urine alcaline. Des vibrions et le pénicillium glaucum ont été signalés dans l'urine, ce dernier dans l'urine acide, peu de temps après la miction. On trouve encore dans l'urine une petite quantité de mucus, des cellules de l'épithélium vésical, et même quelques leucocythes. — Tels sont les éléments que peut contenir l'urine saine : les modifications que présente l'urine pathologique portent tout à la fois sur les changements dans les proportions de ces éléments, et sur l'addition d'éléments nouveaux : nous allons examiner comment il est possible de constater l'existence de ces derniers.

L'albumine se rencontre dans l'urine, et sa présence est un signe dont vous devrez tenir le plus grand compte ; l'urine qui la contient est pâle, mousseuse, d'une densité faible, de 1.006 à 1.010, coagulable par la chaleur et par l'acide nitrique. Vous emploierez simultanément ces deux procédés, vous rappelant qu'un excès d'acide peut redissoudre un précipité peu abondant d'albumine, que l'albumine contenue dans une urine alcaline ne précipite pas par la chaleur seule, et qu'enfin un dépôt de sels phosphatiques précipités par la chaleur se redissout immédiatement par l'addition d'une petite quantité d'acide nitrique. Si l'urine contenait du pus ou du sang, il serait indispensable de la décanter avec soin, mieux encore de la filtrer, avant de procéder à la recherche de l'albumine.

La recherche du sucre a également une très grande importance ; vous connaissez la gravité particulière des plegmons et des gangrènes diabétiques, et il est du plus haut intérêt, pour le succès de vos opérations, de modifier le diabète avant toute intervention chirurgicale. La liqueur cupropotassique est le réactif le plus habituellement employé ; le sucre la réduit, et précipite l'oxydule de cuivre : mais vous savez qu'il y a dans ce procédé de nombreuses causes d'erreur ; l'acide urique, les urates réduisent la liqueur cupropotassique ; d'autre part, cette réduction peut être empêchée par le carbonate d'ammoniaque et l'albumine. Le saccharimètre reste donc le meilleur moyen, et le procédé de dosage le plus perfectionné du sucre dans l'urine. L'étude de la densité de l'urine peut encore vous mettre sur la voie de la recherche du sucre ; l'urine des diabétiques a une densitée très élevée, variant entre 1.030 et 1.045, quelquefois 1.050.

La présence du sang modifie la coloration de l'urine de diverses manières, suivant la quantité de sang qui se trouve mêlé à l'urine, suivant aussi la durée du séjour de ce sang dans les voies urinaires.

Le microscope permet de reconnaître la présence des globules rouges, même lorsqu'il n'y en a qu'une très petite quantité, insuffisante pour colorer l'urine ; mais sachez qu'ils ne se présentent pas ici avec leurs caractères ordinaires ; ils sont gonflés par endosmose, quelquefois même ils deviennent presque sphériques : ou bien vous les trouverez ratatinés, avec leurs bords déformés ou déchirés. Lorsque le sang vient des reins et en petite quantité, il communique à l'urine une teinte spéciale, brunâtre, dite couleur de fumée : lorsqu'il a séjourné longtemps dans la vessie, il devient sanieux, noirâtre comme du marc de café ; s'il est dû à la présence d'un calcul, il est d'ordinaire vermeil, provoqué par les mouvements, et apparaît en général à la fin de la miction ; le sang qui vient de l'urèthre est le plus souvent rutilant, et se montre avec les premières gouttes d'urine. Je sais qu'il y a à tout cela des exceptions, nous apprendrons chemin faisant à les connaître ; je ne parle en ce moment que de généralités.

Le mucus peut se trouver en assez grande quantité dans l'urine ; il provient d'une hypersécrétion vésicale, analogue à l'hypersécrétion de la pituitaire dans le coryza : l'urine paraît alors floconneuse, ou contient des filaments très fins de mucus coagulé. L'addition d'acide nitrique ne modifie en rien cette urine : au contraire, l'acide acétique augmente le coagulum, qui contient une forte proportion de mucine.

Si une excitation passagère produit l'hypersécrétion muqueuse de la vessie, l'inflammation de cet organe se traduit par la présence de mucopus et de pus dans l'urine. Le pus forme un dépôt pâle, homogène, miscible à l'urine, mais ces caractères nécessitent l'acidité ou la neutralité du liquide ; l'urine est-elle alcaline, le pus présente un dépôt opaque et glaireux. Vous savez, d'ailleurs, que le pus de quelque provenance qu'il vienne, mis en contact avec un alcali tel que la potasse ou l'ammoniaque, se change en une masse glaireuse et opaline ; rien de semblable ne se produit avec le mucus ; de plus, si le dépôt glaireux est rendu plus opaque par la présence de phosphates, vous pouvez, en ajoutant une ou deux gouttes d'acide nitrique, dissoudre ces derniers ; après cette opération, le degré d'opacité vous donnera approximativement la notion de la quantité de pus contenue dans l'urine. Enfin, le microscope permettra de constater l'existence des globules purulents.

On trouve encore, dans l'urine pathologique, des corpuscules granuleux, larges cellules arrondies, pleines de granulations et sans noyaux apparents, provenant d'inflammation vésicale, ou d'une affection chronique des reins ; des cylindres épithéliaux dans la néphrite aiguë, souvent alors parsemés de globules sanguins ; des cylindres hyalins, qui, lorsqu'ils sont abondants et persistants, impliquent une altération rénale ; des cylindres granuleux contenant de l'urate de soude ; d'autres, enfin, qui contiennent des globules muqueux et purulents, parfois même de la graisse, comme dans la dégénérescence graisseuse des reins.

Les spermatozoïdes se rencontrent dans l'urine dans la spermatorrhée vraie; ainsi que nous le verrons plus tard, cette maladie est bien plus rare qu'on le croit généralement, et souvent elle est confondue avec l'écoulement du liquide prostatique. Il est évident que, dans ce dernier cas, on ne trouve pas de spermatozoïdes dans l'urine.

Enfin, des corps étrangers de nature diverse peuvent être mêlés à l'urine : c'est principalement chez la femme qu'on les constate; je ne veux attirer votre attention que sur certains d'entre eux, assez fréquents, et qui pourraient inquiéter un observateur peu exercé; je parle des corpuscules d'amidon, ou de farine de riz. quelquefois assez abondants pour former un dépôt dans l'urine; vous avez deviné leur provenance, et, dans les cas douteux, l'examen microscopique les fera reconnaître.

Avec les données générales que je viens de vous indiquer, vous pourrez toujours, Messieurs, arriver à reconnaître facilement et promptement la composition de l'urine, et à apprécier d'une façon nette les modifications pathologiques qu'elle présente.

Mais il ne suffit pas de connaître ces modifications; il faut encore, dans la limite du possible, déterminer leur cause, ou tout au moins rechercher dans quel endroit des voies urinaires elles se produisent. C'est principalement lorsqu'il s'agit du pus, que la question prend une très-grande importance : les premières portions de l'urine lavant le canal de l'urèthre, entraîneront nécessairement le pus qui se forme dans ce canal : vous serez certain de l'exis-

tence d'un écoulement purulent uréthral si les portions
suivantes qui représentent les produits réunis des reins et
de la vessie possèdent les caractères de l'urine normale.
Peut-on porter plus loin les investigations? Peut-on reconnaitre si le pus est formé dans la vessie, ou dans le rein et le
bassinet? M. Mercier et sir Henry Thompson ont donné le
moyen d'arriver à un résultat sinon certain, du moins
très-probable : videz complètement la vessie avec une
sonde, puis lavez-la au moyen d'une injection d'eau tiède;
vingt minutes environ après ce lavage, recueillez la petite
quantité d'urine qui se trouve dans la vessie; cette urine,
qui n'aura guère séjourné dans cet organe, représentera
très-approximativement le produit de l'élimination du rein.

Les signes physiques tirés de l'examen des urines ne
constituent qu'un des éléments du diagnostic; il faut vous
enquérir du mode de fonctionnement des organes urinaires,
et l'on peut dire qu'il n'existe pas de maladie des voies
urinaires qui ne pervertisse, d'une façon très-appréciable,
l'ensemble des actes qui concourent à l'expulsion de l'urine.
La fréquence des mictions, les qualités du jet, la force de
propulsion, la douleur, le pissement de sang, tels sont les
principaux signes rationnels qui vous mettront sur la voie
du diagnostic, et chacun d'eux présente une très-grande
importance. Rarement les affections de la partie antérieure
de l'urèthre s'accompagnent de besoins fréquents d'uriner;
presque toujours, au contraire, les maladies des portions
reculées du canal, celles de la prostate, de la vessie et du
rein sollicitent de fréquentes évacuations d'urine.

Tantôt, la fréquence des mictions est plus prononcée la
nuit que le jour, comme dans l'hypertrophie de la prostate;

tantôt elle se manifeste au moindre mouvement, comme dans l'affection calculeuse de la vessie ; ou bien l'envie d'uriner est continuelle, et accompagnée de ténesme, ainsi que cela se voit dans les différentes formes de cystite, et principalement la cystite du col ; tantôt la composition de l'urine est la seule cause de la fréquence des mictions : deux états opposés produisent ce résultat ; soit la présence dans l'urine d'une plus grande quantité de matériaux solides, soit au contraire la diminution de ces mêmes principes, comme cela se voit chez les personnes nerveuses, les hystériques, chez les sujets les mieux constitués et soumis à une impression morale vive ; et vous-mêmes, Messieurs, pourrez facilement constater le fait à l'approche des épreuves d'un concours ou d'un examen.

Les qualités du jet d'urine sont modifiées par tout obstacle qui siége en avant de la vessie ; c'est ainsi qu'un rétrécissement de l'urèthre diminue le calibre du jet ; que le gonflement inflammatoire de la muqueuse du canal dans l'uréthrite le biffurque, l'aplatit, l'éparpille ; que la force de propulsion, la vitesse du jet se trouvent singulièrement réduites dans l'hypertrophie de la prostate par suite de l'obstacle qui croît avec les efforts du malade ; qu'un calcul qui vient s'appliquer sur le col de la vessie, établit des intermittences dans l'écoulement de l'urine. La douleur est un des signes les plus précieux, mais à la condition que l'on arrive à en préciser le caractère et le siége. Le rétrécissement du canal de l'urèthre produit une douleur aigüe en arrière du siége de l'obstacle, douleur que le malade ressent souvent au-dessus des pubis ; toutefois, cette dernière appartient plutôt à la cystite où elle se montre plus intense avant la miction et irradiée vers le périnée ; dans l'hypertrophie de la prostate, la douleur de tension que le malade ressent au bas ventre et au périnée, disparaît avec l'évacuation d'une partie de l'urine ; le calcul de la vessie s'accompagne de douleurs caractéristiques provoquées par le mouvement, ou apparaissant à la fin de la miction, et se prolongeant pendant un temps variable, jusqu'à ce que l'urine arrivant des reins dans la vessie, isole de nouveau le calcul, et l'écarte de la muqueuse du col vésical : de plus la douleur retentit dans le pénis, notamment à la base du gland. Dans la névralgie de la vessie, la douleur revient par accès, principalement le soir et la nuit, avec des intervalles de calme complet. Vous serez témoins plus d'une fois des douleurs atroces de la rétention d'urine, retentissant dans tout le bas ventre, s'irradiant vers le gland, le périnée, la région des reins.

Le pissement de sang est fréquent dans l'affection calculeuse, où on le voit souvent apparaître après la marche, la promenade en voiture ; il se montre aussi en dehors de ces cas, mais toujours à la fin de la miction.

Les tumeurs de la vessie occasionnent des hématuries persistantes, souvent très abondantes. Dans la prostatite chronique on remarque souvent quelques gouttes de sang à la fin de la miction. Les hémorrhagies de l'urèthre se montrent en l'absence de tout effort d'expulsion, ce qui les différencie de l'hématurie.

A ces principaux signes rationnels, vous joindrez l'examen par la vue, la palpation, la percussion, le toucher rectal : viendra enfin le moment de pratiquer l'exploration instrumentale.

L'endoscope, que j'aurai prochainement l'occasion de vous décrire, permet d'éclairer directement quelques points des voies urinaires ; j'ai souvent manié cet instrument, et dans quelques cas, rares à la vérité, il m'a permis de confirmer un diagnostic ; il s'agissait de lésions ayant leur siége dans la portion mobile de l'urèthre : mais cet instrument ne me parait guère utile, dans les lésions profondes du canal ; je crois qu'il est bien difficile, pour ne pas dire impossible, de reconnaître avec l'endoscope, les particularités des régions reculées de l'urèthre, le veru montanum par exemple ; Thompson, dans ses leçons cliniques, affirme que personne n'a jamais pu voir, avec cet instrument, le veru montanum, et que par conséquent, il ne peut guère rendre de services dans le diagnostic et le traitement des affections des voies urinaires. Le véritable explorateur des voies urinaires est le cathéter qui revêt tant de variétés dans sa forme, sa nature, et son mode d'emploi. L'étude de cet instrument et la manière de s'en servir feront l'objet de notre prochaine leçon.

DEUXIÈME LEÇON.

Du cathétérisme à l'état normal.

Messieurs,

Avant de vous décrire le cathétérisme et les instruments que l'on emploie comme explorateurs et évacuateurs, je vais vous rappeler, en quelques mots, les particularités anatomiques les plus importantes du canal de l'urèthre, que ces instruments doivent traverser pour pénétrer dans la vessie.

Le canal de l'urèthre présente deux courbures, l'une mobile, peu intéressante pour le chirurgien, puisqu'il la fait disparaître à son gré ; l'autre fixe, très-importante à connaître, car elle constitue le centre principal des obstacles que l'on doit éviter avant d'arriver dans la vessie. Cette courbure fixe commence au niveau du col de la vessie, à 3 centimètres en arrière de la symphyse pubienne ; elle passe à 13 millimètres environ au-dessous du bord inférieur de la symphyse, et se termine à 8 millimètres en avant d'elle. Son redressement met en jeu l'élasticité du ligament suspenseur de la verge ; ce n'est donc que par l'emploi d'une certaine force que ce redressement peut être obtenu, et dans ce cas, le canal se trouve comprimé par l'instrument rigide qui l'a traversé. C'est principalement la paroi supérieure du canal, au niveau de la courbure fixe redressée par le cathéter, qui supporte cette pression ; c'est au contraire la paroi inférieure de là courbure qui soutient le frottement et le poids de la sonde, lorsque l'instrument glisse sur la courbe comme sur une poulie, au moment de son changement de direction. D'ailleurs, cette courbure fixe est loin d'être la même chez tous les individus ; elle est plus aigüe chez l'enfant par suite de l'élévation plus grande de la vessie et de la petitesse de la prostate ; elle est plus obtuse chez les gens obèses, par suite du relâchement du ligament suspenseur de la verge.

La longueur de l'urèthre a donné lieu à de nombreuses discussions que je ne retracerai pas devant vous, à cause de leur utilité pratique douteuse ; vous savez que M. le professeur Sappey, sur 54 mensurations, a trouvé un écart de 14 à 22 centimètres, et d'ailleurs, sur un même sujet, cette longueur peut varier suivant les positions que vous imprimez à la verge ; il y a même dans l'état sain des particularités individuelles si nombreuses que l'on peut vraiment dire que l'urèthre subit des modifications de forme, de courbure, de longueur tout aussi variées que le nez, la bouche, et en général la plupart de nos organes. Aussi, le chirurgien se laisse-t-il conduire dans le cathétérisme bien plus par les sensations tactiles qu'il perçoit, que par l'application scrupuleuse des données fournies par l'anatomie. Jusqu'au-dessous de la symphyse, la sonde circule librement ; un peu plus loin, elle est comme momentanément fixée, serrée qu'elle est par la contraction des muscles de la région membraneuse de l'urèthre ; plus loin encore, lorsqu'elle a franchi le col de la vessie, elle redevient mobile.

Le calibre de l'urèthre est tout aussi variable que la longueur du canal ; on trouve cependant à l'état normal trois points rétrécis dans son trajet : le premier est à l'ouverture extérieure de l'urèthre, au méat urinaire ; il n'est guère dilatable ; le second, à l'orifice intérieur du canal, au niveau du col de la vessie, est au contraire très dilatable, et c'est principalement sur ce fait qu'est basée l'opération de la lithotritie périnéale ; le troisième constitue ce que l'on appelle le collet du bulbe, il siége à la jonction de la portion spongieuse et de la région membraneuse de l'urèthre ; en avant de ce collet, on remarque le cul de sac du bulbe , susceptible d'une certaine ampliation ; en arrière, le commencement de la région membraneuse, offrant une résistance particulière due à la présence du feuillet antérieur de l'aponévrose moyenne du périnée et à celle du muscle orbiculaire; ce contraste entre la dépressibilité du cul de sac du bulbe et la résistance de la partie antérieure de la région membraneuse est un des écueils du cathétérisme , et la cause la plus ordinaire des fausses routes. C'est aussi au niveau du collet du bulbe que l'on remarque le plus grand nombre de rétrécissements d'origine inflammatoire.

L'urèthre est doué d'une certaine extensibilité ; il admet facilement à l'état sain un instrument de 7 millimètres de diamètre, et sa dilatation peut être portée à 10 millimètres. Ses parois sont plissées longitudinalement dans l'état de vacuité, de façon qu'elles s'appliquent par une sorte de froncement, et ferment complétement le canal ; ce canal n'existe véritablement que lorsque l'urine ou la sonde séparent les parois. Il résulte de là, ainsi que le fait remarquer M. Reliquet, que tout instrument introduit dans l'urèthre donne deux sensations différentes qu'il faut savoir distinguer : celle de résistance, due à un obstacle devant le bec de la sonde ; celle de pression, due au frottement de l'instrument contre les parois du canal. Il existe le long du canal une couche longitudinale de fibres musculaires lisses sous-muqueuses, notamment à la paroi supérieure, où elles forment une bande continue d'environ trois millimètres de largeur ; la contraction réflexe de ces fibres peut, dans certains cas, déterminer le phénomène du spasme, et rendre le cathétérisme difficile ou douloureux. Outre les obstacles créés par l'étroitesse du méat et le collet du bulbe, la muqueuse de l'urèthre offre des inégalités qui peuvent devenir des écueils dans le cathétérisme : à la partie antérieure, à 2 centimètres et demi du méat, nous trouvons la valvule de Guérin et sa lacune, qui occupent la paroi supérieure du canal, puis les foramina et les foraminula de Morgagni, dont l'ouverture regarde en général du côté du méat : les fines bougies peuvent y être arrêtées ; en arrière le veru montanum et ses freins qui jouent le rôle de valvules.

Etudions maintenant les instruments qui servent à la pratique du cathétérisme : ils constituent deux grands groupes ; les sondes et les bougies. Les sondes sont des instruments creux destinés à l'exploration du canal et de la vessie, ou à l'évacuation de l'urine. On les distingue en sondes rigides et en sondes flexibles. La sonde rigide est l'instrument explorateur de la vessie : elle est avantageusement remplacée par la sonde flexible lorsqu'il s'agit de l'évacuation de l'urine ; cette dernière remplit ce rôle avec beaucoup moins de douleur, et moins d'irritation du canal.

Les Latins donnaient à la sonde le nom de fistula ; les Grecs l'appelèrent cathéter, d'où vient le mot de cathétérisme ; les Arabes se servirent du mot algalie, et vous trouverez cette expression employée fréquemment dans les ouvrages classiques. Son usage est très-ancien, et peu d'instruments ont subi autant de modifications de forme et de dimensions. Les sondes d'argent que l'on emploie de nos jours sont des instruments à courbure déterminée, le plus souvent en rapport avec l'état du canal ; la courbure qui se rapproche le plus de la courbure fixe de l'urèthre comprend les 3 dixièmes de la circonférence d'un cercle de 8 centimètres de diamètre ; on a fabriqué des sondes dont la courbure est plus considérable, dans le but de franchir plus facilement la région prostatique dans l'hypertrophie de la prostate ; mais, ainsi que nous le verrons plus tard, il faut, dans cette affection, chaque fois qu'on le peut, employer les sondes molles ; enfin, Mercier a préconisé une sonde à brusque courbure, dite encore sonde coudée, qui dans certains cas est très-utile comme instrument d'exploration de la prostate et de la vessie. Thompson se sert avec grand avantage dans ce but d'une sonde à courbure brusque avec résonateur.

Les sondes flexibles sont de création plus récente ; celles qu'on emploie aujourd'hui sont de deux sortes : les unes de caoutchouc vulcanisé ; les autres, dites improprement sondes de gomme, sont fabriquées avec un tissu de soie très solide, recouvert de couches successives d'un mélange d'huile de lin et de caoutchouc liquéfié. Ces dernières sont droites ou courbes : les sondes droites s'emploient généralement avec mandrin, surtont lorsqu'elles sont à bout cylindrique ; les sondes coniques leur sont bien préférables, elles sont mieux supportées, et peuvent être employées par les malades eux-mêmes avec plus de sécurité. Elles sont effilées ou à bout olivaire ; on les emploie habituellement sans mandrin. On fabrique encore des sondes ouvertes par les deux bouts ; elles conviennent surtout dans quelques cas particuliers : lorsqu'à la suite d'un cathétérisme difficile on est parvenu à introduire dans la vessie une sonde métallique très-petite, ou une bougie filiforme, on se sert de l'instrument ainsi placé comme d'un conducteur, sur lequel on fait glisser la sonde ouverte par les deux bouts jusque dans la vessie. Les bougies présentent aussi de nombreuses variétés. La plupart des bougies anciennes étaient de cire ; on y a renoncé pour plusieurs raisons ; la chaleur les déforme, le froid les rend brisantes. Les bougies dites de gomme se fabriquent comme les sondes flexibles de même nature : elles revêtent les formes les plus variées; droites ou courbes, pleines ou creuses, cylindriques, coniques, olivaires. Plus elles sont grosses, et plus elles ont de tendance à s'érailler, aussi donne-t-on souvent une forme courbe aux grosses bougies. Les bougies olivaires sont communément employées ; une de leurs principales variétés est la bougie à boule, qui est bien certainement le meilleur instrument explorateur du canal; elle constitue une imitation du stylet de Ch. Bell, que l'on a abandonné à cause de la sphéricité de la boule et la rigidité de la tige, qui est métallique. Je ne puis vous donner en ce moment qu'une description sommaire de tous ces instruments ; j'aurai ultérieurement l'occasion de vous parler longuement de leur emploi.

On se sert également, dans quelques rares circons-

tances, de bougies de baleine, qui demandent à être
maniées avec une extrême prudence, car c'est avec elles
que l'on fait le plus facilement des fausses routes. Les
bougies métalliques étaient presque seules employées avant
l'invention des bougies de gomme ; on réserve les bougies
fines de plomb pour la cure de quelques rétrécissements,
mais les bougies d'étain passées à la filière et recourbées,
que l'on connaît sous le nom de sonde de Béniquié, rendent
de grands services pour parfaire la dilatation.

On employait autrefois, sous le nom de bougies armées,
des bougies de cire portant sur une partie de leur trajet un
caustique destiné à agir sur un point du canal : on les remplace aujourd'hui par des instruments plus perfectionnés,
les porte-caustiques.

Je ne cite que pour mémoire la bougie emplastique de
Ducamp ; cet instrument qui a été singulièrement prôné
comme moyen de diagnostie des rétrécissements est tout-à-
fait infidèle, et peut être dangereux.

Enfin, je vous indiquerai les bougies médicamenteuses,
autrefois fabriquées en cire, aujourd'hui avec un excipient
contenant de la gélatine et de la glycérine qui les rendent
solubles : cet excipient sert de substratum à des médicaments divers, notamment des astringents, et j'en ai souvent
retiré un excellent effet.

Il semblerait, Messieurs, que le rôle d'un instrument
plein, comme le sont les bougies, doive être borné à l'exploration ou à la dilatation du canal ; mais dans certains cas
difficiles, une fine bougie peut servir d'instrument évacuateur ; l'urine coule alors entre la bougie et les parois du
canal, et la rétention venant à cesser, la dilatation régu-

lière d'un rétrécissement peut être reprise ultérieurement. Nous reviendrons plus tard sur ce fait qui me paraît présenter un très-grand intérêt, lorsque nous parlerons du traitement des rétrécissements de l'urèthre, et des indications de l'uréthrotomie interne.

Maintenant que nous connaissons ces divers instruments, étudions la manière de nous en servir. Leur introduction méthodique dans les voies urinaires porte le nom de cathétérisme : c'est donc la manœuvre du cathétérisme que je vais vous décrire, et je le ferai avec tous les détails que demande l'importance du sujet, de manière à ne plus avoir à y revenir, au moins dans les points essentiels.

Une règle dont je vous engage à ne jamais vous écarter et qui vous précautionnera contre les accidents les plus fâcheux, me paraît dominer la pratique de cette opération : ne procédez jamais au cathétérisme évacuateur sans avoir au préalable exploré le canal ; en d'autres termes, dans quelque cas pressant que vous vous trouviez, commencez toujours par traverser le canal dans toute son étendue avec une bougie à boule ou à olive. Si le passage se fait librement, vous vous servirez ensuite avec plus de tranquillité de la sonde métallique, car vous serez certain de ne rencontrer que les obstacles normaux, et en particulier le collet du bulbe : si, au contraire, la bougie à boule ne parvient pas à franchir la totalité du canal, elle vous donnera la notion du siége précis de l'obstacle, quelquefois même celle de la nature de cet obstacle, surtout si vous employez les bougies à olive métallique du professeur Guyon. Comme le fait remarquer ce savant maître, le relief de l'olive peut toujours être facilement reconnu à travers les parties molles qui entourent le canal : le palper le fait constater dans les portions pénienne, scrotale et périnérale de l'urèthre ; le toucher rectal, dans les régions membraneuse et prostatique. Le siége de l'obstacle indique souvent sa nature ; vous verrez, en effet, qu'après le collet du bulbe, dans les régions membraneuse et prostatique . on ne rencontre guère de rétrécissements vrais ; le spasme, au contraire, a son lieu d'élection dans la région membraneuse ; les déformations, les déviations du canal siégent dans la prostate. Une seconde règle, qui a une importance égale à celle de la première, c'est la douceur, la légèreté de la main dans l'introduction dc la sonde : il faut que vous arriviez à reconnaître la résistance qu'éprouve la pointe de l'instrument, résistance légère produite par le déplissement de l'urèthre ; il faut même que vous arriviez à apprécier le frottement de la sonde contre les parois du canal. Civiale disait : « Une sonde ne va bien que lorsqu'elle est avalée par l'urèthre ; aucun mouvement plus rapide et plus puissant ne doit être permis. » De la sorte, vous éviterez sûrement les obstacles, vous n'irriterez pas le canal, vous ne serez pas arrêté par les contractions réflexes des muscles de l'urèthre qui déterminent le spasme ; avec les procédés de douceur, les fausses routes deviennent impossibles, et vous réussirez souvent dans des cas difficiles, là où un chirurgien moins attentif et moins prudent aurait complètement échoué. Donc, exploration préalable du canal, emploi des procédés de douceur, telles sont les deux grandes règles que vous devez adopter en principe : il y en a une troisième à laquelle vous me verrez attacher un grand intérêt pratique, et dont l'oubli entraîne une foule de difficultés, je veux vous parler de la position du malade. Sauf de très-rares exceptions, le malade sera dans le décubitus dorsal, couché sur le bord droit du lit, le bassin sur un plan un peu supérieur à celui des épaules, la tête légèrement relevée par un oreiller; les cuisses écartées, les genoux demi-fléchis et reposant sur des coussins ou des oreillers : il me paraît utile de soutenir les cuisses ; on évite ainsi la raideur et les contractions musculaires. La position verticale a des inconvénients, le malade se contracte malgré lui, la sonde pénètre difficilement : de plus, cette position peut être la cause d'accidents graves, lors de l'évacuation d'une vessie très-distendue ; on a observé dans quelques cas d'évacuation rapide la mort par syncope, et vous savez que la position verticale expose bien plus à la syncope que la position horizontale. Tout cela vous démontre, Messieurs, la nécessité de l'application des questions de détails dans la pratique d'une opération simple, mais qui ne reste inoffensive qu'à la condition d'être menée avec la plus grande attention.

Le chirurgien peut se placer indifféremment à gauche ou à droite du malade ; toutefois, comme les opérations se pratiquent généralement à la droite du lit, je ne vois aucune raison qui puisse engager le chirurgien à faire autrement pour le cathétérisme. — Nous allons étudier d'abord le cathétérisme avec les instruments rigides ; nous examinerons ensuite le cathétérisme avec les instruments flexibles.

Les instruments rigides sont habituellement courbes ; c'est donc la description du cathétérisme curviligne que j'exposerai en premier lieu, pour vous parler ensuite du maniement des instruments spéciaux.

Le cathétérisme curviligne explorateur comprend trois temps distincts, qui se réduisent aux deux premiers., s'il s'agit seulement d'un cathétérime évacuateur.

Dans le premier temps, la sonde parcourt la portion spongieuse de l'urèthre, et se trouve conduite jusqu'au cul de sac du bulbe ; dans le second temps, elle franchit le collet du bulbe, s'engage dans la portion membraneuse, la région prostatique, et arrive dans la vessie ; en d'autres termes, dans le premier temps, elle chemine dans la portion libre de l'urèthre ; dans le second, elle parcourt la courbure fixe du canal. Dans le troisième, le chirurgien explore la vessie. Le premier temps est des plus simples, mais on peut l'accomplir de diverses manières : en tenant la verge relevée vers le ventre ; ou bien en introduisant la sonde, la verge étant abaissée, et l'instrument placé entre les cuisses du malade ; c'est le procédé dit : tour de maître, procédé presque exclusivement en usage au xviiime siècle, aujourd'hui abandonné ; ou bien encore, en tenant la verge par dessus l'aîne, procédé mixte qui, comme le précédent, exige un mouvement de rotation de la sonde, qui n'est pas toujours sans inconvénient pour le canal. Quel que soit le procédé que vous adoptiez, il est indispensable de faciliter le glissement de l'instrument par l'onction avec un corps gras, de préférence avec de l'axonge fraîche ; ou mieux encore, de faire précéder l'introduction de la sonde par l'injection, dans le canal, d'une petite quantité d'huile d'olive ou d'amandes. Dans ce premier temps, il doit y avoir, ainsi que le conseille Boyer, entre les mains de l'opérateur, un accord tel, que dans le même moment, la verge soit autant poussée par la main gauche sur la sonde, que la sonde l'est par la main droite dans la verge : ce précepte résume toute la manœuvre du premier temps. Vous éviterez l'obstacle créé par la valvule de Guérin, en appliquant le bec de la sonde contre la paroi inférieure du canal, jusqu'à ce que vous ayez franchi les trois premiers centimètres. Nous allons voir que, pendant tout le reste du cathétérisme, le bec de la sonde devra suivre, au contraire, la paroi supérieure du canal.

Nous arrivons au deuxième temps : la sonde est ramenée dans la direction de la ligne médiane ; il s'agit d'abord de ne pas l'engager profondément dans le cul de sac du bulbe, puis de franchir le collet de cet organe, pour parcourir la courbure fixe de l'urèthre. C'est ici que vous comprendrez bien l'importance d'une courbure régulière de la sonde, courbure continuée jusqu'au bec de l'instrument : si, en effet, le bec n'est pas suffisamment relevé, il buttera contre le rebord saillant que produit le ligament de Carcassonne ou aponévrose moyenne du périnée au niveau du collet du bulbe ; et si alors vous voulez employer la force, vous déchirerez le cul-de-sac, vous ferez une fausse route : il faut donc, à ce moment, abaisser lentement le pavillon de la sonde, de façon à ce que le bec se relève et vienne en contact avec la paroi supérieure du canal. Si vous combinez ce mouvement d'élévation du bec avec une légère pression, la sonde s'engagera dans la région membraneuse. Si cela ne se produit pas du premier coup, retirez un peu la sonde, ramenez-la à la verticalité, et élevez-la modérément, comme si vous vouliez l'appliquer contre le bord inférieur de la symphyse, rapprochez ainsi le bec de la paroi supérieure du canal ; puis, avec la main droite qui pour un instant confie le pavillon à la gauche ; déprimez le périnée en pressant sur la convexité de la courbure de la sonde : elle s'engagera immédiatement dans la région membraneuse. Cette manœuvre est souvent nécessaire lorsque le cul-de-sac est très-prononcé, ainsi qu'il arrive chez les vieillards.

Il ne faut jamais négliger de faire avancer l'instrument en même temps que vous abaissez le pavillon, sans quoi le bec de la sonde ferait fausse route derrière le pubis. Le grand art de sonder consiste précisément dans la combinaison du double mouvement de renversement et de progression qu'on imprime à la sonde.

On est quelquefois obligé de déprimer les téguments placés en avant du pubis pour relâcher le ligament suspenseur de la verge, et régulariser la courbure du canal à la partie antérieure et inférieure de la symphyse : on évite ainsi l'arcboutement de la sonde contre la partie supérieure de l'ouverture de l'aponévrose moyenne, et la fausse route en avant de la symphyse. Enfin, on peut trouver un dernier obstacle au niveau du col de la vessie : on l'évitera encore, en portant en haut le bec de la sonde ; mais nous rentrons ici dans le cathétérisme des cas pathologiques, et nous traiterons ce sujet en étudiant l'hypertrophie de la prostate et les valvules du col de la vessie ; alors aussi viendront, avec plus d'à-propos, les remarques que nous avons à vous présenter sur le troisième temps du cathétérisme explorateur, c'est-à-dire l'exploration de la vessie.

Telles sont les manœuvres que vous emploierez dans le cathétérisme curviligne, lorsque l'urèthre est normal. Avant de passer à l'étude du cathétérisme dans les cas pathologiques, je dois vous indiquer les modifications que vous devrez apporter dans la manière de procéder, lorsque vous jugerez utile d'employer les sondes coudées et les sondes rigides rectilignes; puis je vous dirai en quoi le cathétérisme avec le lithotriteur diffère de celui qu'on pratique avec la sonde.

Si vous employez les sondes coudées dont le type vous est connu sous le nom de sonde de Mercier, à petite ou brusque courbure, rappelez-vous que le bec et le talon de 'a courbure écartent considérablement l'une de l'autre les parois du canal, le bec étant constamment appuyé sur la paroi supérieure; aussi, prenez soin que le mouvement d'abaissement du pavillon dans le deuxième temps soit beaucoup plus restreint; ici plus que jamais, combinez l'abaissement avec le mouvement de progression, et proportionnez-les l'un à l'autre. Cet instrument est bien précieux, et Mercier a grandement raison lorsqu'il insiste sur la supériorité qu'il présente dans les affections de la prostate, alors qu'on a essayé inutilement l'emploi de toutes les autres sondes rigides ou flexibles. La sonde molle dite à béquille, imitation de la sonde métallique de Mercier, vous rendra les plus grands services, notamment dans l'hypertrophie prostatique, et vous nous verrez souvent en faire usage avec succès.

Dans le cathétérisme rectiligne, dit d'Amussat, bien qu'il fût employé longtemps avant lui, il faut mettre une grande lenteur dans la combinaison des mouvements de propulsion et d'abaissement. Ce mode de cathétérisme est difficile et dangereux; aussi, l'a-t-on abandonné, depuis que l'on ne se sert plus d'instruments rectilignes dans l'opération de la lithotritie.

Vous pourrez encore pratiquer le cathétérisme avec un brise-pierre, soit qu'il s'agisse de l'exploration et du broiement d'un calcul, ou de la recherche et de l'extraction d'un corps étranger de la vessie. La manœuvre diffère notablement de celle de l'introduction d'une sonde ; vous avez ici un élément important avec lequel vous devez compter, le poids même de l'instrument. Grâce à ce poids, le lithotriteur se charge de déprimer la paroi inférieure de la courbure fixe ; que votre main lui serve seulement de guide, sans exercer aucune pression, en le maintenant dans la verticalité dès que son bec a atteint le bulbe, vous le verrez alors franchir le collet, la portion membraneuse et arriver à la prostate. A ce moment, une légère pression sur la poignée, dans le sens de l'abaissement, le fera pénétrer dans la vessie ; vous pourrez faciliter ce dernier temps en déprimant les tissus placés à la base de la verge, pour relâcher le ligament suspenseur.

Le cathétérisme d'un urèthre normal avec une sonde flexible, est généralement chose facile ; toutefois, vous vous trouverez bien de recourber un peu en avant le bec de la sonde, de manière à lui donner à peu près l'apparence d'une sonde à béquille ; le bec, suivant ainsi la paroi supérieure du canal, évitera le collet du bulbe et l'obstacle au col de la vessie. Il est quelquefois utile de rendre la sonde plus rigide à l'aide d'un mandrin ; dans ces cas, le cathétérisme se pratique suivant les règles ordinaires, mais autant que possible, rejetez l'emploi du mandrin ; il est dangereux parce qu'il peut s'échapper par l'œillère de la sonde et blesser l'urèthre, et, d'autre part, il rend bien moins de services que la sonde métallique.

TROISIÈME LEÇON.

Du cathétérisme de l'urèthre dans les cas pathologiques.

Messieurs,

Je vous ai exposé dans notre précédente leçon les règles qui régissent l'opération du cathétérisme d'un urèthre normal ; nous allons étudier aujourd'hui les modifications que présente le cathétérisme dans les cas pathologiques.

Il serait peut-être plus rationnel d'attendre la description de ces états anormaux et de vous présenter alors les indications particulières qu'ils commandent ; mais j'ai pensé que vos esprits seraient plus frappés par la comparaison, le parallèle que l'on peut établir entre des opérations qui portent le même nom, et qui cependant diffèrent par des points nombreux ; j'ai cru que ces différences se graveraient mieux dans votre mémoire par l'opposition, la mise en regard des diverses manœuves opératoires que ces états morbides réclament.

Dans les cas de lésion du canal, commencez toujours par pratiquer le cathétérisme explorateur avec uue bougie à boule ; prenez à cet effet une bougie d'une certaine grosseur ; vous aurez ainsi la notion du siége exact des lésions. Vous constaterez dans la région spongieuse du canal un rétrécissement, une bride cicatricielle, un corps étranger, une fausse route; plus loin, dans la région membraneuse, un spasme musculaire, contraction réflexble des muscles péri-uréthraux provoquée par votre instrument ou par une lésion du canal, spasme qu'on a décoré du nom de rétrécissement spasmodique, mais qu'avec de la patience et de l'adresse vous arriverez presque toujours à vaincre avec la sonde; plus loin encore, dans la région prostatique, les déviations du canal, la présence d'un calcul, la vascularisation et le ramollissement de la muqueuse qui saigne au moindre contact; vous pourrez même soupçonner les obstacles qui siégent au col de la vessie. Si l'olive qui termine la bougie est assez volumineuse, elle vons donnera des renseignements utiles dans les cas de fausse route, de rupture de l'urèthre. Dans ces états pathologiques, le cathétérisme présente de grandes difficulté, qui exercent toute la sagacité et l'adresse du chirurgien.

Les sondes bougies à bout olivaire doivent être préférées à tout autre instrument dans les rétrécissements peu étroits et les spasmes du canal; si elles ne franchissent pas l'obstacle créé par le spasme, il faut employer la sonde métallique qui, conduite avec ménagement, aura justice de la résistance opposée par la contraction musculaire. « Le spasme peut à la rigueur empêcher l'urine de sortir, « dit Thompson; je ne sache pas qu'il ait jamais empêché « un instrument d'entrer. La plupart du temps, la faute est « à la main de l'opérateur, et non au spasme. »

Si le rétrécissement est trop étroit pour laisser passer une sonde de petit calibre, on a recours aux bougies; nous avons, vu dans la dernière leçon, comment une bougie fine peut, dans certains cas, amener l'évacuation de l'urine. L'introduction des bougies dans un rétrécissement très étroit est chose difficile ; on procède par tâtonnements, ou l'on a recours à certains artifices : la bougie façonnée, tortillée, de Leroy d'Étiolles, est un des meilleurs ; mais l'élasticité et la gracilité de l'instrument qui se laisse ployer à volonté ne permettant pas le maintien de ces courbures, M. Curtis a trouvé le moyen de les rendre fixes, en les enduisant de collodion.

Dans ces derniers temps, M. le professeur Le Fort a fait fabriquer des bougies flexibles et de petites dimensions pourvues à l'intérieur d'une fine baleine, laquelle permet d'éviter les incurvations de la bougie.

On arrive quelquefois à traverser le rétrécissement en se servant, comme le conseille Thompson, d'une injection de 15 à 20 grammes d'huile d'olive pure : « au moment, dit-
« il, où l'huile traverse le rétrécissement, l'opérateur
« perçoit quelquefois distinctement une sensation très-
« légère, mais bien évidente, de résistance vaincue qui se
« communique à la main, et une diminution de la tension
« du canal en avant du rétrécissement. On retire alors la
« seringue, l'index et le pouce maintenant toujours le méat
« fermé, afin qu'il ne s'échappe pas d'huile. On introduit
« ensuite la plus petite bougie, et l'on essaie de lui faire
« traverser le canal, tout au moins jusqu'au rétrécisse-
« ment...... le canal a été non-seulement lubrifié, mais
« encore quelque peu distendu par la pression mécanique
« de la colonne d'huile, qui a été passée au travers. Quel-
« quefois, ce fait se remarque sur une étendue suffisante
« pour venir grandement en aide à l'opérateur. »

On peut encore se servir du procédé dit de la bougie

appuyée : une sonde ou une bougie olivaire d'un certain volume est conduite sur la partie antérieure du rétrécissement, et maintenue en position avec une certaine pression pendant quelques minutes ; quelquefois ces manœuvres déterminent la sortie d'une petite quantité d'urine, qui facilite l'engagement de l'instrument.

Si tous ces moyens échouent, on peut être amené à discuter la question du cathétérisme forcé. Je ne vous parlerais point de ce procédé brutal qui consiste à frayer à l'aveugle, au travers de la région périnéale profonde, une route qui mène dans la vessie, si, dans ces dernières années, quelques chirurgiens français de grand mérite, Voillemier entre autres, n'avaient cru lui trouver des indications. Employé probablement dès les temps les plus reculés pour vaincre un obstacle insurmontable à l'écoulement de l'urine, ce procédé fut en quelque sorte érigé à l'état de méthode par Desault, qui le préconisa dans tous les cas où les procédés de douceur étaient insuffisants. Chopart, Boyer, Roux l'acceptent avec réserves, puis cette opération tombe dans un discrédit complet. Dans son traité des maladies des voies urinaires, Voillemier cite trois cas de réussite, mais aucun de ces malades n'a été revu longtemps après l'opération ; on n'en connaît donc pas les résultats définitifs. Les chirurgiens préfèrent avoir recours soit à la ponction de la vessie, soit à l'uréthrotomie externe, qui paraît plus sûre, moins dangereuse, et assure pour l'avenir un meilleur fonctionnement du canal que le cathétérisme forcé. Dans l'hypertrophie de la prostate avec déformations de l'urèthre et du col de la vessie, le cathétérisme présente des modifications commandées par les déviations du canal et l'élongation de la région prostatique. Cet état coïncide souvent avec une dilatation de la partie postérieure du canal, et la forme en entonnoir ou en croissant du col de la vessie ; vous croirez alors que la sonde a pénétré dans le réservoir urinaire parce que vous verrez couler une certaine quantité d'urine, tandis qu'elle sera arrêtée dans la région prostatique. Je vous mets en garde contre cette erreur qui aurait les plus fâcheuses conséquences, puisque qu'en vous arrêtant à ce niveau vous n'arriveriez pas à vider la vessie. Dans ces affections, la sonde à courbure brusque de Mercier et la sonde à béquille vous seront très utiles comme instruments d'exploration et d'évacuation; le changement de direction du pavillon permet en effet d'apprécier le sens de la déviation du canal, et l'étude de cette déviation, la profondeur à laquelle elle commence, indiquent le volume d'une saillie prostatique latérale ; lorsque la sonde avance difficilement et se trouve serrée pendant un certain parcours avant de pénétrer dans la vessie, on conclut à une hypertrophie latérale et symétrique, La valvuve uréthroprostatique et la barre au col de la vessie se reconnaissent à la saccade, au saut brusque de l'instrument explorateur au moment où il franchit l'obstacle, saccade qui fait défaut lorsqu'il n'y a qu'une simple saillie du lobe médian de la prostate. Dans toutes ces manœuvres, suivez les règles fondamentales du cathétérisme ; allez doucement, légèrement ; que le canal gouverne votre sonde, que les efforts de votre main soient réduits à l'indispensable ; si vous n'arrivez pas avec la sonde que vous aurez choisie, changez-la ; employez suc-cessivement des sondes rigides de courbures variées ; des sondes molles à béquille, des sondes molles à grande courbure fixe, vous finirez par en trouver une qui s'adapte à la direction du canal. Après avoir passé cette sonde, il vous sera généralement facile de faire pénétrer une sonde de caoutchouc vulcanisé, lors des cathétérismes évacuateurs nécessités par la nature de la maladie ; employez ces sondes flexibles chaque fois que vous le pourrez, vous ménagerez ainsi la sensibilité extrême et la friabilité de la muqueuse de la prostate et du col de la vessie. Dans quelques cas, vous serez obligés de pratiquer le cathétérisme sur conducteur, dit encore cathétérisme par substitution, qui rend également des services dans le traitement de certains rétrécissements de l'urèthre ; voici comment vous procéderez : vous introduirez dans la vessie une bougie fine, portant à son extrémité extérieure un pas de vis auquel s'adapte un long stylet ; sur ce conducteur vous glisserez une sonde molle à deux bouts ouverts, bien huilée à l'extérieur et à l'intérieur ; confiant l'extrémité du stylet à un aide chargé de le maintenir fixe, vous pousserez doucement la sonde, lorsque celle-ci aura pénétré dans la vessie, vous retirerez le conducteur. M. Maisonneuve se sert d'une bougie à uréthrotomie interne, sur laquelle se visse l'extrémité de la sonde qui, dans ce cas, porte une ou deux ouvertures latérales. Ce procédé permet de retirer la sonde à chaque évacuation, tout en laissant à demeure la bougie : nous reviendrons sur ce sujet lorsque nous étudierons le traitement des rétrécissements de l'urèthre.

Dans les cas de fausses routes, c'est encore par le cathétérisme explorateur qu'il faut préluder. M. le professeur Guyon recommande avec beaucoup de raison d'employer une grosse olive ; le siége de l'obstacle indiquera celui de la fausse route, et dans certains cas de fausse route prostatique, l'olive l'évitera, grâce à ses dimensions, et pénètrera dans la vessie; si l'olive est perforée, l'instrument explorateur servira à l'évacuation; après l'avoir retiré, vous le remplacerez par une sonde molle, qui sera maintenue à demeure pendant un temps suffisant. Rappelez-vous qu'on observe les fausses routes dans toutes les parties du canal. Dans un urèthre normal, deux fausses routes sont à craindre; la première avant le collet du bulbe, si on n'abaisse pas assez le pavillon; le cul de sac du bulbe est enfoncé; la seconde, après le collet, si on abaisse trop le pavillon : la sonde déchire la paroi supérieure du canal. Dans un urèthre malade, c'est principalement en avant d'un rétrécissement, ou d'une saillie prostatique qui dévie le canal, ou encore dans les cas de caverne de la prostate, de valvuve uréthroprostatique, de tumeur du col de la vessie, que la fausse route peut être facilement produite. Une sensation de résistance subitement vaincue, la progression de la sonde par soubresauts, la douleur, l'absence de constriction sur la sonde, l'écoulement de sang par le méat, l'inclinaison latérale du pavillon, la déviation du bec constatée par le toucher rectal, tous ces signes réunis permettent d'affirmer avec presque certitude l'existence de la fausse route. La véritable difficulté du cathétérisme dépend évidemment de l'état du canal au moment de la production de l'accident : commencez par essayer le cathétérisme sur conducteur, s'il ne réussit pas dans le cas de rétrécissement, pratiquez l'uréthrotomie externe, et profitez de l'incision de l'urèthre pour guérir la fausse route. M. Mercier a recommandé dans les cas de fausse route ce qu'il appelle le cathétérisme invaginé : il se sert

d'une grosse sonde d'argent, dont l'œillère se trouve sur la
concavité ; Ia partic qui dépasse l'œillère est pleine ; elle
vient s'appliquer sur l'entrée de la fausse route et l'oblitère :
en poussant dans l'intérieur de cet instrument une sonde
en gomme fine ou un cathéter flexible en métal, on peut les
engager dans le rétrécissement. Ce moyen est bon à connaître, car dans les cas difficiles, on est heureux d'avoir à
sa disposition tous les artifices du cathétérisme.

Dans les ruptures de l'urèthre, la cathétérisme est souvent impossible ; la règle est de ne pas exagérer les dégâts
par des manœuvres intempestives. Mais nous ne pourrions
rien vous dire de véritablement utile en ce moment sur ce
sujet ; chaque cas présente des indications particulières que
nous apprécierons, lorsque nous étudierons les lésions
traumatiques de l'urèthre. L'étude complète du cathétérisme soulève encore l'examen de quelques questions.

On a cité des cas d'arthrites déterminés par ·le cathété-
térisme, faits inexplicables, qui prouvent que toute excitation de l'urèthre peut devenir l'occasion de fluxions articu-
laires. D'autres fois, ce sont des frissons plus ou moins
intenses, et même de véritables accès intermittents, accidents uréthraux dont nous verrons encore des exemples
dans certaines complications de l'inflammation du canal.
Dans certains cas d'hypertrophie prostatique, le cathétérisme sera plus facile en plaçant le malade debout, ou
appuyé sur le bord du lit : rappelez-vous alors les chances
d'accidents qu'entraîne une évacuation trop rapide et trop
complète, surtout dans la position verticale. Dans aucun
cas, l'évacuation rapide n'est avantageuse ; dans beaucoup
de circonstances, l'évacuation complète de l'urine amène

de la prostration et de la fièvre , et les malades succombent à des lésions graves de la vessie , des bassinets et du rein. Peut-être l'accès de l'air, dans une vessie malade , est-elle la cause de ces accidents. Le professeur Traube , de Berlin , a cherché à les expliquer par l'introduction , au moyen de la sonde , de vibrions qui détermineraient la fermentation ammoniacale de l'urine dans la vessie , et par suite tous les accidents locaux et généraux que provoque cette altération de l'urine. Vous connaissez les travaux de M. Pasteur sur ce sujet important , et ses différentes communications à l'Académie des Sciences et à l'Académie de Médecine. Je ne puis pas , cependant , vous conseiller de ne pas vous servir deux fois de la même sonde ; cela serait impraticable ; et d'ailleurs , à quoi est-on arrivé , en conseillant de ne pas vacciner deux sujets avec la même lancette , dans l'idée d'une transmission possible de la syphilis par le vaccin ou par le sang? On pourrait en dire autant de la plupart des instruments qui servent dans les opérations chirurgicales , et vous ne persuaderez jamais les chirurgiens de sacrifier , après chaque opération , tout leur appareil instrumental. Prenez donc le soin de tenir vos sondes dans la plus grande propreté ; lavez-les en dehors et en dedans avec de l'eau savonneuse , puis avec une solution antiseptique ; renouvelez , si vous le voulez , ce lavage avant de vous servir de vos instruments , et vous aurez ainsi rempli , dans toute la mesure du possible, les obligations qu'imposent les préceptes de la science.

Dans certains cas , il est utile de maintenir une sonde à demeure dans la vessie. Bien des procédés ont été décrits pour la fixation des sondes : je ne vous en donnerai qu'un , simple et efficace, dont plusieurs chirurgiens ont revendiqué la priorité. Il consiste à fixer les liens qui embrassent la sonde aux poils du pubis, près de la racine de la verge : outre la sûreté, ce moyen présente l'avantage d'avertir le malade lorsque la sonde tend à sortir de l'urèthre, par la sensation douloureuse produite par le tiraillement des poils.

Il me reste, Messieurs, à vous parler du cathétérisme chez la femme. Vous pouvez vous servir, comme chez l'homme, de sondes rigides et de sondes flexibles : dans l'état normal du canal, ce cathétérisme est une opération très-facile ; la direction rectiligne de l'urèthre, sa brièveté, sa dilatabilité, le rendent accessible aux instruments les plus variés. Mais vous rencontrerez un certain nombre de femmes qui se prêteront difficilement à une position qui exige la mise à nu du méat urinaire ; dans ce cas, vous vous rappellerez qu'en écartant les lèvres avec l'index et l'annulaire, le médius porté à l'entrée du vagin et ramené lentement en avant, rencontre une petite dépression qui est le méat urinaire : vous emploierez alors de préférence la sonde métallique. C'est encore l'instrument rigide qu'il faut employer dans les déviations du canal. Ces déviations s'observent dans la grossesse, où l'urèthre remonte derrière la symphyse pubienne ; il faut alors diriger la sonde en haut et en avant : on les rencontre surtout dans certains états pathologiques de l'utérus et de la vessie ; dans la chûte de l'utérus, le canal se porte en bas vers le bas-fond de la vessie entraînée par l'utérus, et la sonde doit être dirigée en arrière et en bas ; souvent alors, on se sert avec avantage d'une sonde d'homme dont on tourne en bas et en avant la concavité. La sonde à demeure se fixe, comme chez l'homme, aux poils du pubis, ou bien à l'aide de fils qui entourent la racine des cuisses, et sont maintenus en place par deux bouts de bande partant d'une ceinture.

QUATRIÈME LEÇON.

L'uréthrite est la plus fréquente des maladies des voies
urinaires; elle se développe sous l'influence des causes les
plus variées. Il n'entre pas dans mon programme de vous
tracer son histoire complète; bien que sa variété principale,
l'uréthrite blennorrhagique, paraisse appartenir aux maladies des voies urinaires, elle en a été distraite au point de
vue de l'enseignement, et sa description détaillée rentre
dans le cadre du cours des maladies vénériennes. Cependant,
je ne puis la passer complètement sous silence, eu égard
aux indications que son traitement comporte, et aux lésions
qu'elle produit souvent dans le canal et dans les tissus du
voisinage, lésions qui deviennent le point de départ d'affections graves; à ces titres, on peut dire que l'inflammation
blennorrhagique de l'urèthre est une des causes les plus
habituelles des maladies des voies urinaires.

L'uréthrite a reçu des noms divers : anciennement, on
l'appelait gonorrhée, terme qui veut dire écoulement de
semence; on la prenait alors pour un écoulement de sperme
-corrompu. Les expressions de blennorrhagie, de blennorrhée, inventées à la fin du siècle dernier par Swediaur,
sont aussi inexactes, car ces expressions signifient écoule-

ment de mucus ; seul, le terme blennorrhée représente, dans quelques cas, la réalité. La dénomination : uréthrite, est préférable, en ce qu'elle indique l'inflammation du canal, sans en préjuger la cause. On a divisé l'uréthrite en un grand nombre de variétés : au point de vue des maladies des voies urinaires, nous n'avons à reconnaître que deux sortes d'uréthrite : l'uréthrite aigüe et l'uréthrite chronique. Les causes de l'uréthrite aigüe peuvent être rapportées à trois chefs : 1° la contagion, 2° l'excitation de l'urèthre, 3° certaines conditions générales qui se rattachent à la constitution et aux prédispositions morbides, en particulier l'herpétisme et l'arthritisme. On voit, en effet, des rhumatisants qui, sans rapport sexuel, sans excitation de l'urèthre, contractent, sous l'influence d'un refroidissement, une inflammation qui présente tous les signes d'une uréthrite aiguë de moyenne intensité ; cela se voit encore dans l'herpétisme, où il n'est pas rare d'observer, du côté du canal, des manifestations analogues à celles qui ont lieu sur d'autres muqueuses

Je n'insisterai pas sur la contagion : son rôle est surabondamment démontré. Mais ce serait une grave erreur de croire à la nécessité absolue de la contagion directe comme cause du développement de l'uréthrite, même blennorrhagique ; telle est l'opinion de Ricord ; et selon M. Alfred Fournier, dont l'autorité en cette matière est si compétente, l'homme est plus souvent coupable de sa blennorrhagie que la femme, dont il semble la tenir ; il se donne plus souvent la chaudepisse qu'il ne la reçoit, et la disposition à contracter la maladie résulte fréquemment des diverses circonstances dues aux excès de tout genre, alcooliques, fatigue, rapports fréquents et immodérés, uréthrites antérieures, etc. — L'excitation de l'urèthre produite par les excès vénériens, surtout lorsque l'érection est prolongée outre mesure ou fréquemment répétée, l'introduction d'un corps étranger dans l'urèthre, la striction énergique de la verge avec une ficelle ou un lien élastique, le cathétérisme, les contusions et les ruptures du canal, les injections caustiques ou astringentes dites abortives, la dilacération de l'urèthre par un fragment de calcul, les fausses routes, le séjour prolongé des sondes à demeure dans la vessie, sont toutes causes d'uréthrite par irritation mécanique. Dans le troisième groupe étiologique, nous trouvons les uréthrites contractées sous l'influence des diathèses herpétiques, rhumatismales et goutteuses, le travail de la dentition (Hunter), la sensibilité particulière et idiosyncrasique du canal aux boissons alcooliques, à la bière, le cidre, le vin doux, à certaines préparations balsamiques, la prédisposition morbide créée par des uréthrites antérieures. Sachez aussi qu'un sujet prédisposé peut être affecté d'une uréthrite aiguë à la suite du cathétérisme le plus régulier.

D'après les quelques autopsies qui ont été faites accidentellement, les traces de l'inflammation sont surtout manifestes chez les sujets atteints de la première uréthrite ; les foramina sont très-apparents et se voient en grand nombre ; leur orifice est exulcéré. Après plusieurs uréthrites, les traces de l'inflammation des culs-de-sac sont peu apparentes ; la rougeur de la muqueuse est à peine appréciable, on ne rencontre pas d'orifices de foramina, ils semblent avoir été oblitérés par l'infiltration plastique lors de la première inflammation du canal : aussi, la première uréthrite est-elle en général plus intense que les suivantes, parce que l'élément glanduleux de l'urèthre y prend une part plus considérable. Tous ces faits avaient été démontrés ou entrevus par Morgagni, et il faut convenir que cet illustre anatomo-pathologiste a laissé peu de choses à découvrir à ses successeurs. Cela ne veut pas dire qu'une série d'uréthrites ne puisse pas amener des modifications fâcheuses dans la structure du canal; bien au contraire, ces récidives changent considérablement la structure et les propriétés des parois de l'urèthre, et après plusieurs inflammations, ces parois perdent leur souplesse et leur extensibilité; de plus, la muqueuse est le siége d'ulcérations, ayant souvent pour origine les ouvertures des foramina, ulcérations superficielles en général, mais qui peuvent cependant, surtout dans la portion spongieuse de l'urèthre, gagner le tissu sous-muqueux, quelquefois même le tissu érectile, et solliciter la formation d'un tissu inodulaire; telle est l'origine d'un grand nombre de rétrécissements et de brides cicatriciels. Nous devons ajouter que ces rétrécissements siégent uniquement dans la portion spongieuse de l'urèthre; jamais la portion musculeuse ni la région prostatique ne sont le siége de pareilles lésions : on peut y rencontrer des ulcérations profondes, des destructions étendues de tissus, mais quelles que soient leur durée et leur profondeur, elles se réparent sans donner lieu plus tard à ces coarctations caractéristiques de la région spongieuse.

Lorsque l'inflammation est très-intense, elle peut occasionner dans le tissu cellulaire péri-uréthral de véritables

phlegmons , notamment dans la région spongieuse du canal.
Deux points sont particulièrement le siége de ces phlegmons;
la fosse naviculaire sur les côtés du frein et la région du
bulbe; c'est là , en effet , que la blennorrhagie présente
souvent son maximum d'intensité. La suppuration est leur
terminaison ordinaire ; ils s'ouvrent au dehors ,. au dedans
du canal , ou à la fois en dedans et en dehors ; nous les
retrouverons en parlant des poches urineuses et des fistules
urinaires. L'infiltration urineuse et la fistule sont plus à
craindre lorsque la lésion existe au niveau du bulbe.

Une des complications les plus intéressantes de l'uréthrite
est l'inflammation des glandes de Cowper, si bien étudiée
par M. le professeur Gubler. Cette inflammation acquiert
une certaine importance par les accidents de voisinage
qu'elle peut occasionner. La glande de gauche paraît être
la plus souvent atteinte ; le siége de la tumeur est au périnée,
entre le muscle transverse et la saillie du bulbe. Souvent la
maladie se présente avec l'apparence d'un véritable plegmon
du périnée , qui produit un empâtement diffus quelquefois
très-considérable. Rarement l'abcès qui en résulte perfore
l'urèthre ; mais s'il n'est pas rapidement ouvert ; il peut
amener des fusées purulentes dans les espaces que circonscrivent les plans lamelleux de la loge périnéale inférieure.
D'autrefois, l'inflammation se limite à la glande et à son
conduit excréteur, et devient ainsi cause d'uréthrite chronique , véritable blennorrhée glandulaire , rebelle à tous les
traitements.

Mais l'uréthrite poursuit parfois sa marche envahissante ;
en pénétrant plus profondément , elle gagne la muqueuse
de la région prostatique , soit sous l'influence de médi-

cations abortives, de l'emploi des balsamiques à hautes doses, de la fatigue, de la marche, de la voiture, ou des excitations du canal, soit sans cause appréciable ; cette propagation de l'inflammation peut se montrer dans le cours d'une uréthrite d'apparence légère ; elle survient en général après la première quinzaine, souvent beaucoup plus tard ; la prostatite revêt deux formes que nous étudierons bientôt.

La cystite du col complique fréquemment l'uréthrite ; rarement, au contraire, on observe la cystite du corps. La cystite, elle aussi, est une complication tardive, et il est tout-à-fait exceptionnel de la voir se développer avant le quinzième jour de l'uréthrite. On serait bien embarrassé de préciser les conditions dans lesquelles elle se produit ; tout ce que l'on peut dire, c'est qu'elle traduit d'ordinaire l'extension de la maladie par continuité de tissus, sans qu'on puisse attribuer à cette extension une cause déterminante bien définie. L'inflammation aigüe peut encore s'étendre aux vésicules, au tissu cellulaire péri-vésical, et même au péritoine ; vous trouverez dans les travaux de MM. Vallin, Rougon, A. Faucon, Constantin Paul, Reliquet, Dujardin-Beaumetz, les documents relatifs à l'histoire de la péritonite de cause blennorrhagique et à celle des phlegmons péri-vésicaux.

Je ne vous parlerai pas de l'orchite blennorrhagique, du rhumatisme dit uréthral, des accidents oculaires ; leur étude ne rentre pas dans notre programme. Les prodrômes de l'uréthrite aigüe sont en général peu marqués ; on observe chez les sujets jeunes qui ont contracté leur première uréthrite, du malaise, de la courbature, de la fièvre; puis, une sensation particulière de tension le long du canal.

L'incubation de l'uréthrite blennorrhagique est de trois à huit jours, rarement elle est plus longue : dans la grande majorité des cas, la maladie apparaît vers le cinquième jour ; nous devons toutefois ajouter que l'uréthrite légère présente en général une incubation de courte durée.

La douleur est d'ordinaire proportionnelle à l'intensité de l'uréthrite, mais on observe à cet égard de nombreuses variétés individuelles. Elle diminue vers le huitième jour, pour disparaître vers le quinzième. Les douleurs du début qui irradient vers les aînes, le pubis, l'anus, le testicule, les lombes, sont des douleurs sympathiques ; celles qui, après plusieurs jours de concentration dans la fosse naviculaire, gagnent le périnée, laissent croire à une inflammation des glandes de Cowper ; si alors elles irradient vers les aînes, craignez une inflammation du canal déférent et de l'épididyme ; si au contraire elles siégent très-profondément dans le canal et s'accompagnent de dysurie, songez à la prostatite, à la cystite. La douleur dans l'uréthrite est donc un signe important au point de vue du diagnostic des complications.

L'écoulement varie suivant l'intensité et la cause de l'uréthrite : il est plus abondant dans l'uréthrite blennorrhagique ; le pus ne diffère pas du pus ordinaire, la couleur ne prouve rien, mais la consistance peut, jusqu'à un certain point, laisser préjuger l'intensité de l'inflammation : il en est de même de l'âcreté du pus. qui alors exerce une action très-irritante sur le gland, le prépuce, les bourses ; si le pus devient plus liquide, comptez sur un amendement presque certain ; s'il est mélangé de sang, craignez l'ulcération du canal.

L'érection sollicitée par l'éréthisme local est une des conséquences les plus pénibles de l'uréthrite, et vous apprendrez à connaître cet état particulier de la verge qui caractérise ce qu'on appele la chaudepisse cordée, accompagnée de tiraillements indéfinissables et de douleurs tellement atroces que certains malades éprouvent le besoin de rompre violemment la corde, par un coup sec appliqué sur la verge maintenue par un plan résistant. Ne vous prêtez jamais à de semblables manœuvres : rappelez-vous que les suites les moins graves de cette conduite sont l'hémorrhagie et le rétrécissement cicatriciel, et que souvent elle a déterminé la rupture de l'urèthre, l'infiltration d'urine, la gangrène et la mort.

L'uréthrite occasionne des troubles dans l'émission des urines, mais ce n'est qu'exceptionnellement que la miction se trouve sérieusement entravée. Dans quelques cas la dysurie est complète ; quelquefois due au gonflement inflammatoire excessif de la muqueuse, notamment dans la région prostatique, elle est plus habituellement causée par le spasme, acte reflexe qui accompagne souvent l'inflammation des muqueuses. Un rétrécissement ancien, les phlegmasies péri-uréthrales, l'inflammation de la prostate peuvent amener une rétention complète. J'ai été témoin d'un fait de ce genre, dans lequel toutes les tentatives de cathétérisme même avec chloroformisation ayant échouées, la ponction de la vessie dût être pratiquée : le malade guérit. On observe assez souvent, après la guérison de l'uréthrite, une hyperesthésie persistante du canal, indépendante de toute lésion ; on a cité encore des faits d'anesthésie partielle ou totale de l'urèthre et en particulier la dispariton de la sensation spéciale que détermine l'éjaculation. Je vous ai dit, Messieurs, au début de cette leçon, que je n'avais nullement l'intention de vous tracer l'histoire complète de l'uréthrite ; je tiens cependant à vous rappeler que toutes les suppurations qui s'écoulent par l'urèthre n'ont pas nécessairement leur point de départ dans le canal ; dans le cours des leçons cliniques spéciales, j'aurai à vous indiquer les moyens de reconnaître leur origine.

Il est impossible de préciser d'une manière générale le pronostic de l'uréthrite ; ce pronostic dépend de la cause, de l'intensité, et surtout des complications. Mais n'oubliez jamais qu'une uréthrite mal soignée peut produire des lésions graves, et souvent difficiles à guérir.

En général, l'urèthrite blennorrhagique augmente jusqu'au 15eme jour ; l'amélioration se montre progressivement à partir de cette époque ; l'écoulement devient muqueux vers le 30eme jour, et cesse après le 40eme jour, lorsque la marche est régulière. Si la maladie est convenablement traitée, elle ne dure guère plus de 20 à 25 jours, réserves faites des complications.

CINQUIÈME LEÇON.

Uréthrite chronique. — Traitement de l'Uréthrite.

Messieurs,

L'urèthrite chronique est un symptôme, ou un résultat : dans l'un et l'autre cas, elle traduit des affections diverses, et revêt ainsi un grand nombre de formes ayant pour caractère commun un écoulement muqueux ou mucopurulent, et pour caractères spéciaux un ensemble de signes appartenant aux diverses lésions qui la déterminent ; l'on peut dire que ses indications thérapeutiques dérivent de la connaissance parfaite de la cause.

Souvent elle succède à une uréthrite aigüe mal soignée, soit qu'on ait employé des injections trop caustiques, ou d'une manière intempestive, soit que le malade ait pris des balsamiques à haute dose ; ou bien, elle est due à des excès de table ou de coït pendant la convalescence d'une uréthrite aigüe, ou encore à la persistance de quelqu'une des complications de cette maladie. D'autrefois un vice constitutionnel comme la scrofule, l'herpétisme, l'arthritisme, vient s'opposer à la guérison radicale. La tuberculisation de la prostate en particulier, occasionne des écoulements purulents abondants et intarrissables.

Un grand nombre de gens conservent longtemps des vestiges d'une ancienne inflammation du canal, souvent même sans en soupçonner l'existence ; le suintement inséparable de cette inflammation chronique peut-être réduit à peu de chose, et passer ainsi inaperçu chez des hommes peu soucieux de leur santé. Vous serez cependant consultés fréquemment pour des gouttes militaires, vieilles blennorrhées qui font le désespoir des malades, et dont ils cherchent vainement la guérison dans les remèdes secrets que l'on recommande à la quatrième page des journaux. Vous pourrez vous estimer satisfaits, si vous parvenez à faire comprendre aux malades les dangers auxquels les expose la crédulité, et si, grâce à un diagnostic approfondi de la cause du mal, vous parvenez à leur faire accepter des indications thérapeutiques rationnelles.

Une des variétés les plus communes de l'uréthrite chronique est celle qui accompagne les rétrécissements de l'urèthre ; elle siége en arrière du rétrécissement, et son mode de production paraît être essentiellement mécanique ; il rappelle le mode de formation des excavations, des érosions que l'on voit souvent le long de la mer, à la base des rochers ; à chaque marée montante le flot vient battre avec force la base des rochers, la mine, la creuse ; de même à chaque miction, l'urine vient épuiser contre la partie postérieure d'un rétrécissement une partie de la force expulsive qui lui est transmise ; ce choc de l'urine irrite la muqueuse la distend, l'ulcère même quelquefois, et cette irritation mécanique, cette distension, cette ulcération entretiennent d'une manière active l'inflammation de la muqueuse ; l'irritation est encore augmentée par le séjour d'une petite quantité d'urine de la fin de la miction ; ces dernières gouttes ne sont pas expulsées par l'action des muscles du périnée, soit que ces muscles aient été surmenés, soit que la minime quantité d'urine qui reste dans le canal ne leur offre pas une résistance suffisante pour rendre leur effet utile.

Il est même certain que la disposition normale du collet et du cul-de-sac du bulbe favorise la persistance, à ce niveau, de l'uréthrite chronique, et devient ainsi une cause toute naturelle de la formation des rétrécissements inflammatoires, si fréquents dans cette région ; ces points occupent en effet la partie la plus déclive de l'urèthre, et les dernières gouttes d'urine tendent à y séjourner ; par leur acidité, elles augmentent l'irritation de la muqueuse en vertu d'un mécanisme analogue à celui que nous étudierons plus loin, en parlant de la cystite chronique. M. Pearce-Gould, de Westminster, pense même que là est la vraie cause de la fréquence des rétrécissements au niveau du bulbe, et il recommande avec raison les lavages répétés du canal au moyen d'injections d'eau, pour guérir l'uréthrite chronique et prévenir le rétrécissement.

Pour que les lésions que je vous ai indiquées se produisent, il suffit parfois d'une coarctation peu prononcée, d'une simple bride.

On a proposé d'éclairer le canal à la lumière artificielle, afin de contrôler les données de l'exploration par celles que pourrait fournir l'examen direct de la lésion, et à cet effet, on a inventé un instrument particulier dont je vous ai déjà parlé, l'endoscope. Dans certains cas, notamment pour la portion libre de l'urèthre, l'endoscope permet de se rendre compte de la lésion ; mais il n'en est plus de même pour les parties profondes du canal, et vous avez vu que Sir Henry

Thompson , dont on ne peut mettre en doute le talent et l'expérience , affirme que personne , avec l'endoscope , n'a jamais pu reconnaître le verumontanum , et que par conséquent des altérations pathologiques légères des parties profondes du canal ne peuvent être suffisamment appréciées avec cet appareil. D'ailleurs , comment apercevoir avec l'endoscope la partie postérieure d'un rétrécissement ? Le meilleur instrument de diagnostic est un bon explorateur, et vous connaissez déjà celui qu'il faut préférer ; la bougie à olive , en particulier l'olive métallique du professeur Guyon, donne la notion des plus petites inégalités du canal , et ce qui est très-important , elle permet de constater les différences de sensibilité des divers points de l'urèthre. Tant que l'olive presse sur la muqueuse saine , elle ne détermine pas de douleur vive ; vient-elle à rencontrer un point malade, aussitôt le patient vous avertit de la douleur aigüe qu'elle occasionne , laquelle douleur cesse dès que le point malade a été franchi. Ici donc , comme dans les cas que nous avons étudiés , la bougie exploratrice reste le véritable moyen de diagnostiquer le siége et l'étendue de la lésion.

Vous apprécierez de la même manière les lésions de la prostrate qui sont une source fréquente d'uréthrite chronique. Notons en passant que la tuberculisation de la prostate produit souvent un écoulement abondant qui simule une uréthrite , et que des cavernes creusées dans l'épaisseur de la glande peuvent être l'occasion de fausses routes.

Les chancres du canal , surtout le chancre simple , donnent lieu à un écoulement uréthral qui simule une uréthrite chronique ; mais l'écoulement chancreux est sanieux , souvent sanguinolent ; le chancre produit une induration et une douleur circonscrite qui siégent en avant du canal, à une petite distance du méat.

Le pronostic de l'uréthrite chronique varie avec la nature, le siége, le degré de la lésion qui la provoque, et il en est de même des indications thérapeutiques.

De tout ce que nous savons de l'uréthrite, nous pouvons tirer des conclusions qui constituent la base du traitement de l'inflammation de l'urèthre. Et d'abord, s'il s'agit d'une irritation mécanique entretenue par la présence d'un corps étranger, d'un calcul, il faut extraire ce corps, et générament on rentrera dans le cas d'une uréthrite simple. L'uréthrite causée par un rétrécissement étant d'origine mécanique, doit être avant tout combattue par des moyens également mécaniques, il faut calibrer le canal, c'est-à-dire faire de la dilatation jusqu'au degré nécessaire pour la disparition des inégalités de l'urèthre. Vous emploierez à cet effet des bougies en gomme de plus en plus volumineuses, jusqu'à 7 et 7 ½ millimètres de diamètre, et vous achèverez la la dilatation avec les sondes d'étain de Béniquié ; ces sondes ont l'avantage d'exercer une sorte de massage, de compression des parties malades, aussi ne doivent-elles être employées que dans les cas où l'acuité de l'uréthrite a disparu. Souvent, au début de la dilatation, l'écoulement augmente, et la sensibilité s'exagère ; il faut alors aller très prudemment, espacer suffisamment les séances, pour ne pas exposer le canal à un retour de l'uréthrite aigüe. Quand on a dilaté le rétrécissement et que le canal est parfaitement calibré, ou la maladie est guérie, ou l'on rentre dans le cas d'une uréthrite simple, que l'on traite par un des procédés que nous allons indiquer.

Je vous ferai grâce, Messieurs, de la nomenclature des remèdes que l'on a proposés pour le traitement de l'uréthrite ; leur nombre et leur variété considérables prouvent le peu d'efficacité de la plupart de ces préparations ; chaque inventeur prône naturellement son prétendu spécifique, et en fait une panacée applicable à la guérison de tous les cas. Au milieu d'une telle prolixité, vous seriez fort exposés à faire fausse route, si vous ne vous laissiez guider par une méthode rationnelle qui vous mette à l'abri du vague, et souvent même de la duplicité du charlatanisme.

La première règle du traitement des inflammations aigües est le repos de l'organe enflammé ; cette règle est particulièrement applicable à l'uréthrite aigüe ; le repos du canal est le meilleur moyen d'abréger la durée de la maladie et de prévenir les complications. Le repos au lit ne sera pas toujours indispensable, mais la privation absolue de toute cause de fatigue ou d'excitation est de rigueur. Un régime doux, des tisanes émollientes prises en quantité modérée, la privation de toute boisson alcoolique même à un faible degré, celle des substances acides, au besoin l'emploi des alcalins à petites doses, l'usage d'un suspensoir, les soins de propreté, tels sont les moyens hygiéniques auxquels le malade doit s'astreindre. Les érections nocturnes, causes manifestes d'excitation du canal et d'aggravation de l'uréthrite, seront combattues par l'opium, principalement en lavement ou sous la forme d'injections hypodermiques, par le brômure de potassium, mieux encore par le brômure de camphre. Je vous ai parlé des dangers de la déchirure de l'urèthre, dans la rupture brutale de la corde ; le soulagement produit par l'hémorrhagie qui détend les parties enflammées n'est que temporaire, et cette manœuvre absurde expose à des infiltrations de sang et d'urine, plus tard à des rétrécissements cicatriciels. — Le repos de l'organe est encore prescrit dans l'uréthrite chronique qui s'accompagne d'un écoulement purulent ou mucopurulent ; si l'écoulement est muqueux, comme dans la blennorrhée glandulaire qui succède aux inflammations de la glande de Cowper, ou encore dans certaines prostatorrhées, vous pouvez autoriser la reprise des rapports sexuels : Ricord a démontré, il y a longtemps, que cette reprise favorisait souvent la guérison définitive.

On a mis sur le compte des injections abortives au nitrate d'argent, une foule de méfaits qui résultent de l'inflammation chronique du canal, en particulier l'ulcération et le rétrécissement. L'injection caustique offre de grandes chances de réussite, lorsqu'elle est employée dans les premières vingt-quatre heures de l'apparition de l'uréthrite ; elle ne présente au contraire aucune chance de succès lorsque l'uréthrite aigüe est établie ; elle doit être limitée à la partie antérieure du canal, qui généralement est seule atteinte au début d'une blennorrhagie. On ne doit pas l'employer dans les cas d'uréthrites qui s'annoncent par des signes d'inflammation considérable, avec injection vive et gonflement œdémateux de la muqueuse du canal.

La méthode abortive par les balsamiques à haute dose est très infidèle ; j'ai eu occasion de l'essayer bien des fois, pendant mon internat à l'hôpital du Midi, sans en obtenir le moindre résultat utile ; je crois même, d'après ce que j'ai vu, que les hautes doses de copahu et de cubèbe ne sont pas sans exercer une certaine influence sur la propagation de l'inflammation aux parties profondes du canal et au col de la vessie. Ricord a conseillé le traitement par l'association des balsamiques à doses modérées avec les injections astringentes, telles que les injections au sulfate de zinc ; la plus employée est connue sous le nom d'injection du Midi, ou injection Ricord, en voici la formule : sulfate de zinc, 1 gramme, acétate de plomb 2 grammes, laudanum et teinture de cachou, de chaque 4 grammes, eau distillée 200 grammes. Elles doivent être répétées trois fois par jour, et conservées environ deux minutes dans le canal. Ce traitement serait mieux appelé perturbateur que traitement abortif, car on ne l'emploie que le 3e jour ou plus tard, et par conséquent après les 24 premières heures, et lorsqu'il est trop tard pour employer l'injection abortive au nitrate d'argent. Vous réussirez quelquefois en associant dans la période aiguë les balsamiques et les injections astringentes ; le plus ordinairement vous échouerez : quelle est la raison de cette différence d'action dans l'application du même mode de traitement ?

Cette raison, la voici : on s'est trop attaché à trouver un traitement de l'uréthrite blennorrhagique, sans songer à la variabilité de formes que revêt cette maladie, au point de vue de l'acuité, et à celui du terrain sur lequel elle se développe. D'où il résulte que le traitement abortif ou perturbateur appliqué sans réflexion à tous les cas, serait souvent nuisible, en augmentant l'inflammation, ou en l'éternisant dans les éléments glandulaires de la muqueuse. Il faut que vous sachiez respecter certains écoulements, particulièrement quand ils traduisent une inflammation suraiguë, et vous contenter alors du repos de l'organe et de tous les moyens qne comporte le traitement antiphlogistique. Lorsque la réaction inflammatoire aura diminué, lorsque les douleurs aigües auront disparu, alors seulement l'emploi des balsamiquss à dose suffisante sera indiqué; vous y ajouterez après la disparition complète des phénomènes inflammatoires, les injections astringentes, et celle que je vous ai indiquée sous la rubrique d'injection du Midi me paraît être l'une des meilleures.

Dans l'uréthrite chronique simple, les injections isolantes au bismuth ou à l'oxyde de zinc sont très utiles, mais vous savez que l'uréthrite chronique est habituellement liée à une lésion du canal; il faut chercher à préciser la nature et le siége de cette lésion, car c'est de ce diagnostic que vous pourrez induire des indications thérapeutiques rationnelles. L'exploration avec la bougie à boule est le moyen qui fournit les renseignements les plus utiles dans le cas d'inflammation circonscrite du canal; la portion de muqueuse enflammée accuse une douleur très-vive causée par le contact de la boule. Si l'explorateur que vous aurez choisi est pourvu dans toute sa longueur d'une cavité, il vous permettra de faire arriver sur un point limité une ou deux gouttes d'une solution de nitrate d'argent au 30eme. Cette cautérisation légère répétée à différentes reprises et à huit ou dix jours d'intervalle produit souvent d'excellents résultats; elle est préférable à celle que l'on peut pratiquer avec l'endoscope, instrument qui, par son volume, irrite le canal en produisant la distension de la muqueuse, et entretient ainsi les lésions qu'il serait appelé à guérir.

Ricord a conseillé l'emploi des bougies dans la forme chronique de l'uréthrite. Leur usage est toujours suivi d'un résultat, mais ce résultat est variable ; tantôt, le passage de bougies de diamètre progressif amène rapidement la guérison, tantôt au contraire il produit un retour à l'état aigü, que l'on traite selon les règles ordinaires, et dont la disparition peut être suivie d'une guérison définitive.

Enfin, il est des cas rebelles à tout traitement sans qu'on puisse découvrir dans le canal des lésions qui expliquent cette ténacité. Bien souvent alors, l'uréthrite chronique est entretenue par un vice constitutionnel : dans de nombreuses circonstances un traitement général approprié modifiera avantageusement l'état du canal.

SIXIÈME LEÇON.

**Prostatite aiguë. — Prostatite chronique.
Abcès de la prostate.**

L'inflammation de la prostate se développe, dans la grande majorité des cas, par l'extension d'une phlegmasie uréthrale. Le mode le plus habituel suivant lequel s'établit cette maladie est la propagation par continuité de tissu, de l'extérieur vers la profondeur ; il est au contraire très rare d'observer la marche inverse, dans laquelle la propagation se ferait de la vessie vers la prostate. Dans certaines circonstances, la prostate peut s'enflammer primitivement, comme cela arrive dans les cas de calculs, de corps étrangers, de plaies et de contusions de cet organe. Le cathétérisme répété, les fausses routes, les calculs développés dans l'épaisseur de la glande, les tubercules de la prostate sont encore des causes directes d'inflammation. Toutes les causes qui ont été signalées en dehors de celles que nous venons d'énumérer, ne paraissent jouer un rôle efficace dans la production de la prostatite aiguë que lorsqu'il y a une inflammation de l'urèthre, soit blennorrhagique, soit d'origine mécanique comme celle qui siége derrière un rétrécissement grave. Les diurétiques, les balsamiques, les drastiques que l'on a tour-à-tour incriminés, n'agissent que d'une manière détournée par les modifications qu'ils impriment brusquement à la marche de l'uréthrite. Toutefois, il faut admettre que certaines dispositions anatomiques de voisinage peuvent jouer le rôle de causes prédisposantes : ainsi les hémorrhoïdes, le développement veineux des organes génitaux exagéré chez quelques sujets, la constipation habituelle, tout ce qui favorise la congestion mécanique des veines du bassin, placent la prostate dans des conditions propices aú développement d'une inflammation. Le froid humide concentré sur le périnée, l'abus des plaisirs vénériens, et particulièrement le coït incomplet et prolongé, ont été aussi invoqués comme causes de prostatite aigüe et chronique : mais leur action n'est bien manifeste que dans les cas où elle coïncide avec l'existence d'une uréthrite aux dernières périodes.

La prostatique aigüe se termine le plus souvent par la résolution, surtout lorsqu'elle est traitée rationnellement, mais il n'est pas rare de la voir passer à l'état chronique. On peut alors observer deux états de la prostate très différents ; ou bien l'organe s'indure, et quelquefois il subit une sorte de rétraction par un processus analogue à celui de l'affection cirrhotique ; mais le plus ordinairement la glande conserve un volume supérieur au volume normal, et il n'est pas rare d'y rencontrer un ou deux petits foyers purulents, de la grosseur d'un petit pois, qui augmentent graduellement et viennent s'ouvrir dans l'urèthre ; si cette ouverture se fait rapidement, on a un orifice ulcéré et un ulcère peu profond susceptible de guérir, si l'ouverture se fait tardivement, une grande partie de la glande est détruite, l'ulcère en caverne a de grandes dimensions, fournit un écoulement abondant, et les malades ne tardent pas à succomber. Les cavernes qui

se développent autour des calculs propres à la glande sont
en général de petites dimensions, et souvent elles guérissent
après la sortie du calcul ; celles qui résultent de la fonte
des tubercules ont une grande tendance à l'envahissement,
leurs parois sécrètent considérablement, et cette sécrétion
s'élimine au dehors sous la forme d'un écoulement gris,
sanieux, quelquefois mêlé de sang, et dans tous les cas
très-abondant. — D'autres cavernes peuvent se former
dans des points dégénérés de quelques tumeurs prostatiques,
par le mécanisme des procédés ulcératifs que vous connaissez.

La prostatite aigüe peut encore, au lieu de devenir chronique, se terminer par le ramollissement de l'organe,
caractérisé par un état fongueux de la muqueuse prostatique
qui saigne au moindre contact, qui parfois même s'ulcère et
se gangrène en partie, ou encore par la suppuration ; celle-
ci peut former des foyers purulents volumineux s'ils sont
en petit nombre, et si elle envahit le parenchyme de l'organe ; ou bien, si la suppuration s'établit dans les culs de
sac glandulaires, constituer de petits foyers multiples, du
volume d'un grain de mil ou d'un grain de blé ; on a donné
à cette variété le nom de prostatite canaliculaire, et M.
Peter en a cité un exemple recueilli sur un sujet mort dans
le cours d'une blennorrhagie : « En pressant sur la prostate,
« dit-il, on faisait sortir par chacun de ses orifices uré-
« thraux une assez grande quantité de liquide évidemment
« purulent ; de la prostate incisée, on faisait également
« sourdre une série de gouttelettes de pus qui s'échappaient
« manifestement de chacun des follicules prostatiques et
« non du parenchyme de la glande qui n'était ni rouge ni

« tuméfié. C'était donc là une prostatite canaliculaire ou
« muqueuse, et non point une prostatite parenchymateuse. »

Un processus du même genre, mais de moindre intensité,
peut aboutir à une sorte de catarrhe des glandules prostatiques, et entretenir un écoulement uréthral d'aspect variable, tantôt jaunâtre, tantôt blanc gris et ressemblant à
du sperme ; beaucoup de prétendues spermatorrhées se
présentent ainsi ; dans ce liquide on ne trouve pas d'éléments spermatiques, il ne s'agit donc pas d'une spermatorrhée, mais bien d'une véritable prostatorrhée, offrant
dans ses allures et son mode pathogénique de nombreuses
ressemblances avec l'inflammation catarrhale persistante
des glandes de Cowper. Ces deux blennorrhées ont aussi pour
caractère commun d'être très rebelles ; elles font par leur
ténacité le désespoir des malades et de leur médecin, car elles
résistent souvent à tous les traitements. Rarement la prostate
est le siége d'une suppuration diffuse ; cette forme se produit principalement dans les cas de cystite et de prostatite
aigüe par rétention d'urine survenant dans le cours d'une
affection organique, ou dans les opérations sur l'urèthre et
la vessie.

Demarquay a décrit en 1862 des collections purulentes
périprostatiques développées dans le tissu cellulaire qui
entoure la glande, et principalement entre l'aponévrose
sous prostatopéritonéale et le rectum. La blennorrhagie, les
cathétérismes répétés et les fausses routes paraissent en
être les causes les plus fréquentes. La phlegmasie périprostatique est dans ces cas consécutive à la prostatite, mais
celle-ci peut se terminer par résolution ou par induration,
tandis que la périprostatite aboutit à la suppuration, et le

pus a une grande tendance à se faire jour dans le rectum, plus rarement du côté de la région périnéale superficielle, vers les fosses ischio-rectales.

Vous reconnaîtrez une prostatite aigüe aux signes suivants : pesanteur au périnée, besoins fréquents d'uriner, dysurie pouvant aller jusqu'à la rétention par gonflement inflammatoire de la muqueuse (telle est la cause la plus fréquente de rétention par rétrécissement inflammatoire du canal), douleur aigüe, lancinante, pulsatile, augmentant dans la station assise, et prenant un caractère particulièrement intense dans la défécation et la miction. Le toucher rectal démontre une sensibilité anormale et l'augmentation de volume de la prostate; de la dureté au début, faisant place vers le 10eme jour à une sensation de mollesse, quelquefois de fluctuation, qui indique la formation du pus; celle-ci s'annonce d'ailleurs avec son cortége habituel de sypmtômes, c'est-à-dire par des élancements presque continus, avec accès de fièvre d'abord intermittents, puis très irréguliers. Le cathétérisme est difficile ; la sonde produit une douleur atroce dès qu'elle arrive dans la région prostatique; dans certains cas, son introduction détermine l'ouverture d'un abcès qui proéminait dans le canal. Les premières portions d'urine à chaque miction entraînent une quantité parfois assez considérable de pus qui baigne la muqueuse de la prostate.

Il est difficile de décider, dans le cas d'abcès de la région prostatique, si cet abcès est péri ou intrà prostatique ; les symptômes de ces deux affections sont les mêmes; les seules différences sont l'étendue de la tumeur fluctuante, laquelle est beaucoup plus considérable dans l'abcès périprostatique, et l'uniformité de la surface fluctuante ; dans l'abcès intrà-prostatique qui fait saillie vers le rectum , la fluctuation est plus circonscrite, le doigt la perçoit seulement dans une petite étendue ; et bientôt il rencontre à la périphérie du point fluctuant le tissu résistant de la prostate. L'étendue de la surface fluctuante , la régularité de cette surface dans l'abcès périprostatique, les inégalités de consistance dans le cas d'abcès intrà-prostatique , sont donc les seuls caractères distinctifs de ces deux lésions. D'ailleurs , les indications sont à peu près les mêmes. La gravité des abcès périprostatiques est moindre , puisque l'urine n'a pas accès dans le foyer. Quant aux abcès prostatiques qui s'ouvrent à la fois dans le rectum et la vessie , ils comportent un pronostic très grave , par l'établissement de fistules intarissables.

La prostatique chronique se traduit par un ensemble de signes qui diffèrent des précédents ; on peut dire qu'aucune maladie ne ressemble autant à une pierre dans la vessie , dont les symptômes seraient atténués ; à tel point, que l'on ne peut quelquefois arriver à la certitude du diagnostic que par le cathétérisme explorateur de la vessie. Les mictions sont fréquentes surtout la nuit, en général peu douloureuses, sauf à la fin, mais la douleur cesse plus tôt que celle qu'occasionne une pierre ; quelquefois la miction se termine par l'expulsion de quelques gouttes de sang ; ces phénomènes ne sont pas augmentés par la marche et la voiture dans une proportion aussi marquée que dans le cas de pierre dans la vessie. La douleur de la fin de la miction se prolonge souvent jusqu'à la base du gland ; cette douleur, qu'on avait pendant longtemps considérée comme spéciale et pathognomonique de la présence d'un calcul , est produite par l'action constrictive de la vessie sur la prostate enflammée. Vous savez en effet, Messieurs, que les fibres circulaires de la prostate sont en arrière en continuité avec celles de la vessie , et que d'autre part les nerfs du plexus prostatique envoient dans le pénis des filets que l'on peut suivre jusqu'à la base du gland . La pesanteur au périnée est , comme dans la prostatite aiguë , plus intense et plus insupportable dans la station assise. Le passage de la sonde indique une douleur plus vive qu'à l'état normal ; dans le cas d'ulcères en caverne de la prostate, l'instrument peut s'engager facilement dans ces cavités , si le bec ne suit pas la paroi supérieure du canal. Le toucher rectal permet de constater une sensibilité anormale, et souvent une augmentation de volume considérable. La première portion d'urine contient une matière muco-purulente , abondante surtout dans le cas d'ulcère en caverne ; le cathétérisme explorateur de la vessie est négatif. Enfin , les désirs vénériens sont plus ou moins abolis ; les malades présentent un certain degré d'affaissement augmenté par le mauvais état moral qu'entretiennent les maladies chroniques des voies urinaires.

La saignée locale est la première indication à remplir dans le traitement de la prostatite aiguë ; elle doit être suffisamment déplétive ; vous appliquerez donc sur le périnée et autour de l'anus vingt à trente sangsues ; si vous savez manier le scarificateur et la ventouse , vous produirez avec ces instruments un résultat aussi satisfaisant que celui des sangsues.

Les bains de siége constituent le second acte du traitement ; ils doivent être courts, d'une durée de cinq à six minutes, pas davantage, et la température doit être progressivement élevée de 37° à 41° centigrades. Un bain de siége prolongé au delà de dix minutes déterminerait une congestion générale des veines du bassin, et vous devez au contraire éviter cette congestion. L'impression vive sur la peau est le seul effet à produire, et elle s'obtient rapidement par l'élévation progressive de la température du bain.

La rétention d'urine peut nécessiter le cathétérisme; essayez-le d'abord avec une sonde en caoutchouc; si vous ne passez pas, employez une sonde molle à grande courbure fixe et terminée par une olive. Dans tous les cas, ne laissez jamais une sonde à demeure, malgré les difficultés du cathétérisme et les douleurs qu'il excite; une muqueuse aussi sensible et friable que l'est la muqueuse prostatique enflammée, ne peut s'accommoder du contact permanent d'un corps étranger. L'opium en suppositoires, le laudanum en lavements, les injections sous-cutanées de morphine à la région hypogastrique et au périnée, l'application sur ces régions de flanelles chaudes ou de cataplasmes émollients et fortement laudanisés compléteront le traitement local, auquel vous adjoindrez le traitement général de toute inflammation aigüe.

Dans la prostatique chronique, vous remplacerez les émissions sanguines par des applications irritantes au périnée; soit de petits vésicatoires, soit des badigeonnages répétés avec la teinture d'iode. Dans les cas où la blennorrhagie serait la cause de la prostatite, une injection légèrement caustique peut amener les plus heureux résultats; vous emploierez de préférence une solution de nitrate d'argent, en commençant par 30 centigrammes de sel pour 30 grammes d'eau, et en allant s'il le faut à 1 gramme pour 30. Voici, selon moi, le meilleur moyen de pratiquer cette injection : procédez au cathétérisme avec une bougie à boule creusée dans toute sa longueur ; laissez la vessie se vider, puis retirez l'explorateur d'une quantité équivalente à la longueur de la région prostatique ; la différence de sensibilité vous indiquera le moment où la bougie aura franchi les points malades ; poussez alors par la cavité de la bougie quelques gouttes de la solution caustique ; cette quantité suffit pour baigner la portion de muqueuse malade. Cette injection déterminera en général une irritation vive, des besoins d'uriner fréquents, souvent même la sortie de quelques gouttes de sang ; pendant deux ou trois jours, vous observerez un léger écoulement, puis l'irritation diminuera graduellement. Si vous trouvez avantage à renouveler cette cautérisation, attendez pour le faire huit à dix jours ; ce temps paraît nécessaire pour juger de l'effet produit par la cautérisation précédente. Vous pouvez employer aussi les différents porte-caustiques.

Joignez à ce traitement local, un traitement général réparateur, et l'emploi à l'intérieur de l'iodure de potassium.

Le traitement de l'abcès prostatique est subordonné à sa marche. L'abcès doit être ouvert lorsqu'il proémine dans le rectum ou au périnée ; mais l'opération ne doit être pratiquée que dans les cas où il y a certitude. S'il y a doute, il vaut mieux s'abstenir, et attendre en surveillant l'état du malade ; souvent alors on verra l'abcès s'ouvrir spontanément dans l'urèthre.

SEPTIÈME LEÇON.

**Cystite aiguë. — Cystite chronique.
Catarrhe vésical.**

Messieurs ,

Nous avons envisagé l'uréthrite et la prostatite sous leurs deux aspects principaux, l'inflammation aigüe, et l'inflammation chronique. Sans m'arrêter à la description particulière de chaque variété nosologique, j'ai esquissé à grands traits ces deux formes élémentaires de l'inflammation de la muqueuse uréthrale et des glandes qui lui sont annexées. Je vous ai déjà dit quelles sont les raisons qui m'invitent à adopter cette manière de procéder. Ces leçons générales contiennent les notions qui doivent vous servir de guide dans l'étude clinique des maladies des voies urinaires, et dans l'appréciation des préceptes qui régissent l'application des méthodes de traitement. Si je parviens ainsi à vous faire comprendre les éléments du diagnostic et les déductions qui en dérivent, j'aurai atteint mon but ; car vous pourrez alors suivre avec fruit les leçons cliniques, c'est-à-dire celles qui auront pour base l'étude approfondie et la comparaison des cas spéciaux, ainsi que l'emploi raisonné des moyens thérapeutiques dont l'art dispose. La cystite présente, elle aussi, un grand nombre de variétés que l'on peut résumer en deux groupes , selon que l'inflammation est aiguë ou chronique.

Toute lésion de l'appareil urinaire peut devenir une cause de cystite , et dès que cette dernière est développée elle prend une importance si considérable , que bien souvent elle domine la scène pathologique ; devant elle s'effacent plus ou moins les signes de la lésion qui lui a donné naissance.

Rarement la cystite est idiopathique ; on doit cependant admettre l'existence de la cystite rhumatismale ; elle se développe chez un rhumatisant , au même titre que le rhume de cerveau , la diarrhée, on une manifestation quelconque du rhumatisme. La cystite traumatique est assez fréquente chez la femme , grâce aux accidents de la parturition : chez l'homme , on la rencontre à la suite de la lithotritie , de la taille, de la ponction , des plaies de la vessie ; dans ces cas elle est grave , et il n'est pas rare d'observer des malades qui y succombent en quelques jours.

Mais la cystite symptomatique est de beaucoup la plus commune ; les calculs , les corps étrangers de la vessie , les tumeurs de cet organe ont une grande influence sur sa production ; dans d'autres circonstances , elle résulte de l'extension d'une phlegmasie voisine , soit par continuité de tissus, comme dans la néphrite, la pyélite, l'uréthrite, la prostatite , la vaginite , soit par contiguité , comme cela s'observe dans les tumeurs hémorrhoidales enflammées, la rectite, les suppurations des fosses ischiorectales. Dans certains cas , la gêne de la miction produite par un rétrécissement, l'hypertrophie de la prostate , la rétention d'urine d'origine diverse , créera, quasi de toute pièce, une cystite aigüe, mais plus ordinairement alors il se développera une cystite chronique. L'intensité de l'inflammation dans les cas aigüs peut déterminer la suppuration de la vessie ; rarement le pus est infiltré dans les parois vésicales, et cette infiltration se montre surtout dans les cystites traumatiques; le plus ordinairement le pus est collecté en foyers qui peuvent siéger sous la tunique externe et fuser dans le tissu cellulaire périvésical ; on sous la tunique musculaire, et dans ce cas, il tend à se porter vers la cavité de la vessie. Souvent, le pus est formé simplement à la surface de la membrane muqueuse, et il se mélange avec l'urine. Dans d'autres circonstances, la cystite produit le ramollissement, l'ulcération, la gangrène de la muqueuse ; la marche du processus ulcératif peut aboutir à une perforation ou à la rupture de la vessie ; dans certains cas, comme dans la cystite qui succède à l'absorption du principe actif de la cantharide, la muqueuse se recouvre de fausses membranes. Il n'est pas nécessaire pour qu'une péritonite se développe, que la vessie soit perforée ; on a cité des cas de péritonite de voisinage par propagation, par continuité de tissus.

Les signes et la marche de la cystite aigüe varient avec la cause et l'intensité de l'inflammation, avec l'extension de la maladie, et dans le cas d'inflammation partielle, selon les points de la vessie qui sont malades : à cet égard, on doit établir une première distinction entre la cystite du corps et la cystite du col.

La douleur intense à la région hypogastrique, irradiée au périnée et aux reins, exaspérée par la pression au dessus du pubis, les envies fréquentes d'uriner, le ténésme vésical et rectal, la rétention d'urine par gonflement de la muqueuse du col et la contraction spasmodique réflexe des fibres musculaires qui l'entourent, la distention mécanique des bassinets et des reins par l'occlusion de l'orifice vésical des uretères, tels sont les phénomènes qui traduisent une cystite aigüe et de grande intensité. Les accidents généraux suivent de près ces désordres, et leur évolution est d'autant plus rapide que le sujet parait plus robuste, et que la vessie présentait avant le développement de la cystite un état pathologique plus ou moins ancien ; nous voyons ces accidents devenir très-graves dans les cas de calculs et de corps étrangers, et dans ceux où existait une rétention d'urine. La fièvre est intense, le pouls dur, développé ; des vomissements apparaissent, puis des phénomènes nerveux, et principalement de l'insomnie , de l'agitation , du délire; la sueur prend l'odeur urineuse. A ces phénomènes succède un état de prostration que l'on pourrait à tort considérer comme le prélude d'une amélioration ; bien au contraire, cet état est l'indice d'un empoisonnement urineux plus intense , soit même de la suppuration ou de la gangrène de la vessie. Mais la maladie ne suit qu'exceptionnellement cette marche funeste, on voit d'ordinaire les accidents du début se calmer, et la résolution se produire, ou l'état chronique s'établir. La résolution n'entraîne pas toujours la guérison complète, car souvent il reste de l'atonie de la vessie, état différent de la paralysie, ainsi que nous le verrons bientôt.

Lorsque l'inflammation est limitée au col de la vessie, elle ne se traduit plus par l'expression symptomatique grave que je viens de vous tracer ; cette cystite aigüe du col est par elle-même peu dangereuse, elle ne laisse guère rien après elle, à moins que par des rechutes répétées elle ne produise une hypertrophie musculaire localisée au voisinage du co., cause fréquente de valvule uréthro-prostatique, ou de barre au col de la vessie.

Presque toujours la cystite du col est d'origine uréthrale; j'ajouterai: d'origine blennorrhagique. Se développant la plupart du temps sans cause occasionnelle apparente, elle n'est en réalité qu'une extension de la prostatite, comme celle-ci est une propagation ascendante de l'uréthrite. Vous la verrez souvent survenir inopinément, chez des malades soumis au traitement le plus rationnel, et observant avec rigueur les prescriptions que vous leur imposez; à plus forte raison, viendra-t-elle compliquer les uréthrites négligées, mal soignées, et dans le cours desquelles les malades enfreignent la première règle du traitement, le repos de l'organe : aussi l'excitation locale et générale sera fréquemment la cause vraie de l'extension du mal. Tout-à-fait au début, la cystite du col simule une congestion prostatique ; mais bientôt se révèle son allure spéciale. Les envies d'uriner sont continuelles, et elles exigent une satisfaction immédiate ; la douleur est plus intense à la fin de la miction ; à ce moment se produit une épreinte convulsive toute particulière, à la suite de laquelle la vessie expulse un mélange de muco-pus et de sang ; la douleur irradie vers le périnée, le pubis, les membres inférieurs, les reins ; elle retentit aussi vers l'anus, bien qu'à un degré moindre que dans la prostatite aigüe. Tous ces phénomènes, malgré leur aspect inquiétant, s'accomplissent sans réaction générale bien marquée ; la fièvre est ordinairement peu intense, quelquefois nulle. La rétention d'urine n'est pas fréquente dans la cystite du col d'origine blennorrhagique, les contractions énergiques de la vessie parviennent à lever l'obstacle formé par le gonflement de la muqueuse, et surtout par le spasme réflexe des fibres musculaires ; mais il n'en est pas toujours ainsi, et le cathétérisme peut être nécessaire. Dans ces cas, il sera non-seulement un moyen de traitement, mais encore un moyen de diagnostic ; si en effet la sonde, après avoir pénétré dans la vessie, s'y promène librement et touche les parois vésicales sans causer de douleur vive, on en concluera que le corps de la vessie est sain. Le cathétérisme peut présenter des difficultés dues à l'obstacle au col de la vessie ; laissez-moi vous citer textuellement ce que dit Lallemand à ce sujet dans ses observations sur les maladies des organes génito-urinaires : « à mesure que la sonde arrive vers « la courbure du canal, la douleur augmente, elle est « intolérable lorsque la sonde arrive au col de la vessie, « celui-ci se réserre au devant de l'instrument, et quand « on presse dessus, il s'enfonce du côté de la vessie, en « sorte qu'il semble qu'on y ait pénétré. Mais dès qu'on « cesse de presser, le col reprend sa place, et la sonde « ressort en partie du canal. Dans ce cas, il ne faut pas « s'obstiner à vouloir entrer de force, on n'y gagnerait « rien et l'on produirait beaucoup de mal inutilement. « Il faut laisser la sonde en place, et attendre que ces « contractions aient cessé ; le col s'ouvre alors de lui-même, « embrasse la sonde et semble l'attirer dans la vessie par « une espèce de succion accompagnée de mouvements sac- « cadés. C'est alors que la douleur est plus aigüe ; il semble « au malade que la sonde est en contact avec des parties

« dénudées , et quand on veut la retirer , elle est si for-
« tement serrée qu'on est obligé d'employer la force. »

Le traitement de la cystite aigüe varie suivant l'intensité
et le siége de la maladie. Si la cystite est bornée au col , si
surtout elle est d'origine blennorrhagique , n'employez que
des moyens simples : repos , régime doux , boissons dé-
layantes et peu abondantes , narcotiques en lavements ou
en injections hypodermiques , cataplasmes , bains généraux
prolongés , camphre en lavements , telles sont les bases du
traitement. Lorsque l'emploi de ces moyens simples ne produit pas une amélioration rapide , vous pouvez avoir recours
anx injections de nitrate d'argent , que vous pratiquerez
de la manière que je vous ai indiquée dans notre dernière
leçon , en vous parlant du traitement de la prostatite chronique. Vous vous servirez à cet effet d'une bougie à boule volumineuse, et creusée dans toute son étendue; vingt à trente
gouttes de liquide caustique injectées dans la portion de la
muqueuse prostatique qui avoisine le col suffisent pour
baigner le col vésical enflammé , et modifier l'état de la
muqueuse. L'injection est ordinairement suivie de douleurs
plus ou moins vives, qui s'exaspèrent au moment de la miction , mais disparaissent au bout de quelques heures pour
faire place à un soulagement manifeste. Quelques injections pratiquées à deux ou trois jours d'intervalle , suffisent
souvent pour amener la guérison. Ce traitement m'a rendu,
à différentes reprises , de grands services ; le professeur
Gugon l'emploi avec succès depuis plus de dix ans dans sa
clinique de l'hôpital Necker.

Ce savant maître croit même que, dans les cas douteux ,
il peut servir de critérium pour reconnaître l'inflammation

du col de la vessie ; si , en effet , la guérison ne survient pas rapide et complète après quelques injections , il y a lieu de croire à une cystite généralisée, ou tout au moins à une cystite du col autre que l'inflammation franche, comme celles d'origine tuberculeuse , ou produites et entretenues par la présence d'un calcul.

Vous emploierez les mêmes agents thérapeutiques contre la cystite du corps , mais en préludant par des émissions sanguines , générales et locales , proportionnées à l'intensité de l'inflammation. S'il y a rétention d'urine , il faut vider la vessie et surtout ne pas laisser de sonde à demeure. Il est de règle de ne jamais procéder à l'opération de la taille ni à la lithotritie lorsqu'il existe une cystite aiguë ; les suites seraient très-graves ; si donc cette cystite est déterminée par des calculs ou par un corps étranger, il convient de combattre d'abord les phénomènes inflammatoires ; lorsqu'ils seront suffisamment modifiés , on songera à l'opération.

La cystite chronique est très fréquente , particulièrement chez l'homme âgé ; elle est presque toujours alors liée à une autre maladie des voies urinaires ; chez la femme , elle complique souvent des affections des organes génitaux. Toute lésion qui engendre la dysurie est une cause prochaine ou éloignée de cystite chronique. La distension de la vessie produit une irritation mécanique de la muqueuse , qui se traduit par une augmentation de la sécrétion du mucus , des envies fréquentes d'uriner , de la gêne et de la pesanteur à l'hypogastre et au périnée ; si la cause qui l'a produite vient à disparaître , la cystite s'améliore , et guérit quelquefois. Habituellement, la cause ne disparaît pas d'elle-même , car l'on n'observe jamais de guérison spontanée des rétrécissements de l'urèthre , de l'hypertrophie de la prostate , des

valvules uréthro-prostatiques , des tumeurs de la vessie ou
de la prostate , des calculs ; aussi voit-on l'irritation mécanique de la muqueuse continuer avec la dysurie , et bientôt
un nouvel élément vient compliquer et aggraver la maladie ;
la cystite augmente d'intensité , et à la sécrétion du mucus
s'ajoute la formation du pus ; l'urine séjourne dans la vessie,
elle s'altère en subissant la fermentation ammoniacale , on a
alors , avec la cystite suppurée , un catarrhe de la vessie.
On a longtemps confondu la cystite chronique et le catarrhe
vésical ; cette confusion peut avoir des suites fâcheuses, car
elle expose à des idées erronées sur la nature de la maladie.
N'oubliez pas, Messieurs, que le catarrhe est un symptôme ,
au même titre que l'hydropisie , et ce n'est pas le traitement du catarrhe que vous devez rechercher, mais bien le
traitement de la cause , ou de la maladie dont le catarrhe
est l'expression symptomatique. La stagnation de l'urine dans
la vessie est donc par elle-même une cause de catarrhe ;
cette urine stagnante devient alcaline par le fait de la forte
proportion de mucus qu'elle renferme : vous savez en effet
que le mucus vésical est alcalin ; si la quantité du mucus
est assez considérable pour neutraliser l'acidité de l'urine ,
la masse du liquide contenu dans la vessie présentera la
réaction alcaline ; puis l'urée se transformera en carbonate
d'ammoniaque en fixant deux éléments d'eau ; or , le carbonate d'ammoniaque a une action très irritante sur la
vessie ; cette action, venant s'ajouter à l'irritation mécanique de la muqueuse . augmentera l'inflammation dans des
proportions considérables, et du pus en grande quantité se mé-
langera au mucus ; cette masse de mucopus subissant l'action
des principes alcalins de l'urine altérée , formera une ma-

tière glaireuse, gluante, adhérente, non miscible à l'urine ; cette matière peut être rendue en quantité considérable, plus d'un demi-litre par jour. Autre conséquence : l'urine fortement alcaline laisse déposer ses phosphates terreux, et comme ils se trouvent en présence du carbonate d'ammoniaque, il se forme un phosphate tribasique ammoniaco-calcico-magnésien, auquel s'ajoute une petite quantité de phosphate de chaux et de carbonate calcique. Ce fait a une importance capitale au point de vue de la genèse des calculs phosphatiques, et nous y reviendrons plus tard en envisageant les rapports qui existent entre l'hypertrophie prostatique et les calculs urinaires. Une irritation aussi intense et aussi prolongée de la muqueuse vésicale entraîne nécessairement la production de lésions profondes dans la vessie. L'altération des parois vésicales ne se borne plus alors à la vascularisation, à la granulation et à un certain degré de ramollissement qui caractérisent la cystite chronique simple ; on voit apparaître sur la face interne de la vessie des plaques grises, ardoisées, livides, principalement vers le bas fond et le col, quelquefois de véritables plaques pseudomembraneuses qui se détachent par lambeaux flottant dans l'urine, principalement chez les calculeux. La tunique musculaire se contracte avec violence, et produit des efforts répétés ; une partie de ces efforts porte sur les parois de la vessie, d'où la dilatation du réservoir. Puis, en raison du principe de la compensation, les fibres musculaires s'hypertrophient, et se condensent en faisceaux entrecroisés en divers sens, formant sous la muqueuse des saillies qui prennent la forme de colonnes, limitant ainsi des espaces où la muqueuse et le tissu connectif n'étant plus soutenus et

continuant à supporter l'effort, se laissent refouler en culs
de sac, dilatations secondaires qui caractérisent les vessies
à cellules. Bientôt les fibres musculaires subissent la transformation scléreuse, leurs contractions deviennent moins
actives, l'urine séjourne de plus en plus dans la vessie ;
elle devient plus fortement ammoniacale, et l'absorption des
gazs qu'elle dégage peut déterminer une série de phénomènes que le professeur Sée a distingué de l'urémie, et
auxquels on donne le nom d'ammoniémie. Ce processus
s'étend au tissu cellulaire sous péritonéal, au tissu cellulaire
sous muqueux, et la vessie peut ainsi acquérir une épaisseur
considérable. La vessie tend alors à se ratatiner, sa capacité
diminue progressivement, et l'on a vu des cas où elle
pouvait contenir à peine 30 grammes de liquide. Cette
hypertrophie vésicale est grave ; elle persiste le plus souvent
après la guérison de la cause qui l'a produite ; elle s'accompagne de la dilatation des uretères, et de distension mécanique du bassinet et des reins. On voit encore parfois
s'établir des adhérences de la face antérieure de la vessie
avec la paroi abdominale, par extension du processus d'inflammation chronique, adhérences qui s'opposent au retrait
de la vessie.

Vous comprendrez, Messieurs, comment des cas de ce
genre résistent à tous les traitements ; un pareil état s'oppose à la réalisation de la première condition de guérison,
le repos de l'organe enflammé. Jusque dans ces dernières
années, ces malades étaient déclarés incurables, et les
progrès de l'altération rénale, l'épuisement produit par la
suppuration et les accidents de résorption, par les phénomènes nerveux, les faisaient succomber sans que l'art puisse

intervenir : des chirurgiens américains eurent l'idée de pratiquer l'opération de la taille sans calculs, et ces opérations de cystotomie dans les cas de cystite rebelle à tout traitement médical ont été plusieurs fois couronnés de succès.

Le diagnostic de la cystite chronique est généralement facile ; les troubles de la miction, les douleurs, la coïncidence d'une affection des voies urinaires qui peut amener le catarrhe vésical, sont autant de signes rationnels qui permettent de reconnaître cette maladie. L'examen des urines fournit des caractères qui laissent apprécier l'étendue des lésions. Avec Mercier nous distinguerons ces urines en muqueuses, puriformes, purulentes, glaireuses. L'urine muqueuse est claire à sa sortie, mais bientôt elle se trouble, et présente un nuage légèrement opalin tenu en suspension dans la masse liquide. L'urine purulente laisse précipiter un dépôt jaunâtre, opaque, qui se mêle au liquide par l'agitation ; le mucopus, au contraire, n'est pas miscible à l'urine. Si on verse dans une urine purulente ou mucopurulente une solution alcaline, on obtient une masse gélatineuse, glaireuse, qui adhère fortement au vase. Le même phénomène se produit dans la vessie, lorsque l'urine est ammoniacale. Le dépôt contient souvent du phosphate ammoniaco-magnésien et du phosphate de chaux ; il peut être plus ou moins coloré par la présence du sang. Pour reconnaître l'origine du pus, vous emploierez le moyen que je vous ai plusieurs fois indiqué : les premières portions d'urine contiennent le lavage du canal de l'urèthre ; si ces premières portions ne contiennent pas de pus, l'urèthre doit être mis hors de cause ; pour distinguer si le pus vient de la vessie ou des reins, vous viderez la vessie, vous la laverez par une injection d'eau tiède , ou comme le conseille Mercier, avec la sonde à double courant ; en recueillant, peu de temps après ce lavage, la petite quantité d'urine qui est arrivée dans la vessie , vous aurez , autant que cela est possible , le produit de l'élimination du rein ; si cette urine contient du pus , il se produit dans le rein ; si elle n'en contient pas , l'origine du pus que renferme l'urine ordinaire est dans la vessie.

D'après tout ce que je viens de dire , vous voyez , Messieurs , que la cystite chronique ne présente pas de marche nettement définie , et que sa durée ne peut être présumée d'une manière générale ; ce que l'on peut affirmer , c'est qu'une cystite chronique accompagnée de catarrhe vésical est une affection grave , et qui n'a aucune tendance à la guérison spontanée , parce que les causes qui la provoquent et l'entretiennent ne guérissent pas spontanément. La gravité de la cystite chronique est donc subordonnée à la gravité de ses causes , et à l'action plus ou moins efficace des moyens de traitement qu'on peut leur opposer. Indépendamment de la lésion initiale , des complications soudaines peuvent modifier rapidement la marche et les dangers de la maladie. La principale de ces complications est la rétention d'urine , qui aura les suites les plus fâcheuses , si elle n'est pas immédiatement combattue par le cathétérisme ; un malade atteint d'un catarrhe vésical ne peut jamais voyager sans avoir une sonde dans sa poche ; il doit en faire usage au moindre signe de distension de la vessie. Si le cathétérisme est impossible et la rétention absolue , il ne faut pas hésiter à pratiquer la ponction de la vessie.

La première règle du traitement de la cystite chronique est donc de prévenir la rétention d'urine , on veillera ensuite à ce que le malade puisse vider régulièrement et complétement sa vessie, par des sondages périodiques pratiqués plusieurs fois par jour, et suivant la méthode que je vous ai tracée dans l'étude du cathétérisme ; la suppression de la distension mécanique de la vessie et celle d'une urine alcaline, ammoniacale, suffira dans beaucoup de cas pour améliorer l'état du malade. Le cathétérisme sera pratiqué avec les plus grands ménagements, et autant que possible avec un instrument flexible. Si on tombe sur une vessie à cellules qui ne peut se vider complétement par la sonde, il faudra joindre au cathétérisme le lavage de la vessie avec une injection d'eau tiède, ou médicamenteuse. Ce lavage sera également très-utlie dans les cas simples, lorsque la cystite chronique persiste, bien que dégagée de sa cause et de ses complications. Les injections doivent être faites avec prudence, et il faut avoir bien soin de ne pas introduire assez de liquide pour déterminer la distension de la vessie · pour cela on n'injectera que 40 à 60 grammes de liquide en une seule fois. On se sert souvent en France de la sonde à double courant, par laquelle on fait passer de l'eau distillée ou une solution médicamenteuse, comme l'eau phéniquée au 1/1000. L'injection qui est la plus ordinairement employée comme modificatrice, est la solution de nitrate d'argent, variant du 1/2000 au 1/500. On emploie encore l'injection au borax et à la glycérine, soit borax 30 gr., glycérine 60 gr., eau 500 gr.; le professeur Dubreuil préconise la solution de silicate de soude au 1/200. La quantité de solution à injecter varie avec la capacité de la vessie : il faut s'arrêter lorsque le malade éprouve une sensation légère de gêne, dûe à un commencement de distension.

Les douleurs de la cystite chronique seront combattues par l'opium, la belladone, la ciguë, la jusquiame: il y a tout avantage à associer ces différentes substances dans la composition d'un suppositoire. On peut aussi avoir recours à leurs alcaloïdes, que l'on donne à doses fractionnées, jusqu'à effet produit.

Nous avons vu que l'alcalinité du contenu de la vessie est la cause principale d'irritation de la muqueuse et d'exaspération de la cystite chronique. Les effets de cette alcalinité sont avantageusement combattus par le cathétérisme et les injections ; mais la prise à l'intérieur de certains médicaments joue à cet égard un rôle très-utile. Les tartrates et citrates alcalins, qui s'éliminent par l'urine sous la forme de bicarbonates, les acides benzoïque, citrique, salicylique, rendent des services réels. Il en est de même des alcalins ; l'action de ces derniers ne peut être comprise qu'en analysant les différents phénomènes qui se passent dans l'urine depuis sa formation dans le rein, jusqu'à son expulsion au dehors. La médication alcaline opposée à l'état alcalin de l'urine, semble être une sorte de paradoxe thérapeutique : vous allez en comprendre l'explication. Et d'abord, il faut que vous admettiez, ce qui est vrai, que l'alcalinité de l'urine résulte presque toujours de l'altération de ce liquide dans la vessie. L'urine qui sort des reins ne présente pas la réaction alcaline ; vous pouvez vous en convaincre en recueillant le produit de l'excrétion des reins, par le procédé que je vous ai indiqué en parlant des urines purulentes. Bien au contraire, l'urine sort acide des reins, et cette acidité est un fait de nutrition générale ; cette urine acide est très-irritante pour une vessie déjà enflammée ; cette irritation se traduit par une hypersécrétion de mucus ; or, ce mucus est alcalin ; s'il se produit en quantité plus considérable qu'il est nécessaire pour neutraliser l'acidité de l'urine, cet excès donnera dès lors à l'urine une réaction alcaline. Mais l'usage des alcalins à l'intérieur tend manifestement à diminuer la réaction acide de l'urine éliminée par le rein, par conséquent à diminuer l'irritation de la muqueuse vésicale, et indirectement la quantité de mucus alcalin sécrété par cette muqueuse enflammée ; vous voyez donc qu'en dernière analyse, l'emploi à l'intérieur des alcalins peut diminuer l'alcalinité de l'urine. On a vanté l'infusion de diosmée crénelée, la décoction de racine de pareirabreva, la décoction de busserole ou uva ursi, celle de chiendent, l'infusion de matico, la décoction de polygala, la térébenthine, le cubébe, le goudron ; ces remèdes peuvent être utiles comme adjuvants, mais ne suffisent dans aucun cas pour guérir une cystite chronique. (THOMPSON).

Il est des cas où l'emploi de tous les moyens que nous avons indiqués reste insuffisant ; l'extension de la maladie aux bassinets, aux reins, rend inutile les traitements rationnels les mieux combinés. C'est dans des cas de ce genre, qui conduisent fatalement à une issue funeste, que l'on serait parfaitement autorisé à pratiquer la cystotomie. Roux avait publié, il y a déjà longtemps, trois observations de malades qu'il avait taillés sans rencontrer de pierre dans la vessie, et ces trois malades avaient vu disparaitre leur cystite chronique, à la suite de cette opération ; l'incision avait modifié l'obstacle prostatique, cause de la dysurie qui avait fait naître et entretenait la cystite chronique. Plus récemment, des chirurgiens américains proposèrent l'opération de la taille dans le cas de cystite rebelle à toutes les méthodes ordinaires de traitement. En 1846, William Parker, de New-York, eut l'idée de cette opération, et il la réalisa chez l'homme en 1850 : le premier succès est dû à Eves, en 1866. Marion Sims la préconisa chez la femme, et Emmet, son élève, en 1861, la pratiqua le premier. Les traducteurs des leçons cliniques de sir Henry Thompson nous apprennent que la cystotomie, pour les cas de cystite très rebelles, s'accompagnant de ténesme et de spasme, est aujourd'hui passée dans la pratique courante de l'hôpital des femmes de New-York, où l'un d'eux a été à même d'en apprécier les effets chez des malades qui, autrement, étaient vouées à une mort aussi misérable que certaine. (1).

(1) Sir Henry Thompson. — Leçons cliniquess sur les maladies des voies urinaires. — Traduction Jude Hue et F. Gignoux. — Note des traducteurs. page CXCIX.

HUITIÈME LEÇON.

Messieurs,

Si vous vous contentiez d'une appréciation superficielle, et, sans entrer dans le fond des choses, vous prononciez le mot de rétrécissement, chaque fois qu'il existe un obstacle à l'émission libre de l'urine, une telle maladie serait à coup sûr la plus fréquente de toutes celles qui affectent les voies urinaires. Mais la précision est de rigueur, lorsque l'on envisage des états pathologiques dont la seule dénomination acquiert une grande importance par l'idée thérapeutique qu'on y rattache. On dit généralement qu'un conduit est rétréci, lorsqu'il présente une diminution de son calibre normal; ceci peut avoir lieu dans trois conditions : par l'existence d'un corps étranger ou d'une excroissance dans son intérieur, par une compression exercée sur les parois du conduit; enfin, par une altération de ces parois. Lorsqu'il s'agit de l'urèthre, on réserve le nom de rétrécissement à certaines des lésions qui remplissent cette dernière condition. Et encore, ces lésions n'engendrent pas le rétrécissement de la même manière; un grand nombre d'entre elles, bien qu'elles diminuent notablement le calibre du canal d'une manière permanente, ne portent pas

en général le nom de rétrécissement ; on ne dit pas :
rétrécissement chancreux , cancéreux , cancroïdal. On a
proposé de nombreuses classifications des rétrécissements
de l'urèthre ; les unes sont compliquées , parce qu'on veut
y faire rentrer toutes les causes de diminution de calibre du
canal ; les autres sont très-simples , du moins en apparence , puisqu'elles tendent à ne faire admettre qu'une
seule classe de rétrécissements, les rétrécissements organiques. Mais ce terme , organique , n'a qu'un sens conven-
tionnel , et à la rigueur , on pourrait ranger sous cette
dénomination les altérations anatomiques les plus dispa-
rates , et qui exigent les traitements les plus variés. Toutefois , les rétrécissements organiques sont les seuls qui présentent un caractère particulier et qui domine leur histoire :
ce caractère c'est la permanence, et il prend une importance
telle, lorsqu'il s'agit de l'urèthre , qu'il semble que tous les
autres doivent s'effacer devant lui. Ce caractère manque
dans les rétrécissements dus à l'inflammation aigüe bornée
à la muqueuse , et dans les rétrécissements dit spasmodiques. Les premiers peuvent amener une occlusion temporaire du canal ; ils se rencontrent surtout dans la
prostratite aigüe , et je vous ai cité un exemple de cette
sorte de rétrécissement pour lequel le cathétérisme étant
impraticable , je dus recourir à la ponction de la vessie ;
ils disparaissent avec l'état aigü de l'inflammation. Les
rétrécissements spasmodiques ne sont pas admis par tous
les auteurs : ces spasmes du canal doivent être envisagés
comme des phénomènes accidentels ; leur existence est en
général transitoire , fugace , déterminée et entretenue par
une constriction musculaire péri-uréthrale de la nature des

actions réflexes, et comparable à la contracture du sphincter anal qui forme un des éléments constitutifs de la maladie connue sous le nom de fissure à l'anus ; d'ailleurs, il n'y a pas plus de raisons d'appeler rétrécissement les spasmes de la région membraneuse de l'urèthre, que de décorer du même nom le spasme du col vésical, qui dans la cystite du col arrête souvent la sonde et l'empêche, pendant un certain temps, de pénétrer dans la vessie. L'un comme l'autre sont des resserrements, des constrictions musculaires passagers, plutôt que des rétrécissements ; l'un comme l'autre peuvent être vaincus par les mêmes procédés ; une simple irritation de la muqueuse du canal ou de la vessie peut les produire, qu'elle soit provoquée par un instrument, ou par une augmentation d'acidité ou d'âcreté de l'urine, en particulier chez les goutteux, dont toutes les muqueuses sont si impressionnables ; ou encore par l'excitation nerveuse qu'entretient une lésion organique.

Aussi, bien souvent le spasme vient-il compliquer les diverses affections des voies urinaires, et en particulier les ulcérations et les rétrécissements dits organiques. Ces derniers possèdent bien le caractère de permanence, qui est inséparable de l'idée de rétrécissement ; c'est d'eux seuls que je m'occuperai dans le cours de cette description, en laissant de côté les rétrécissements symptomatiques, qui se produisent lors de l'envahissement du canal par une tumeur développée dans son voisinage. Ainsi limités, les rétrécissements organiques de l'urèthre reconnaissent deux causes principales : un état inflammatoire qui détermine des lésions plus ou moins profondes aboutissant à l'organisation de produits de nature plastique, et une de perte de

substance qui se trouve comblée par du tissu inodulaire :
aux premiers, on a donné le nom de rétrécissements fibreux,
d'origine inflammatoire ; aux seconds, celui de rétrécissements cicatriciels. Bien que ces deux variétés diffèrent
entre elles sous certains points de vue, elles présentent
deux caractères communs : la permanence et l'incurabilité
absolue ; la permanence qui en fait des maladies à marche
continue, progressive, non modifiables en bien par les
seuls efforts de la nature ; l'incurabilité absolue, qui empêche à tout jamais la portion du canal affectée de revenir
d'une manière définitive à l'état normal. Ne perdez jamais
de vue cette vérité, qu'un rétrécissement fibreux ou cicatriciel est une maladie contractée pour la vie, que des
traitements rationnels et prolongés peuvent atténuer dans
des proportions telles que la guérison semble obtenue, mais
qui reparaît avec rapidité lorsqu'on abandonne le canal à
lui-même.

Étudions d'abord les circonstances dans lesquelles une
semblable maladie peut se produire, et les différentes
formes qu'elle revêt.

Le fait capital qui préside à la constitution d'un rétrécissement d'origine inflammatoire, est l'infiltration plastique
rétractile qui envahit la muqueuse, le tissu sous-muqueux,
l'élément élastique et musculaire lisse péri-uréthral, et
souvent le corps spongieux lui-même. On a cité des cas
dans lesquels la lésion était étendue aux corps caverneux.
Les propriétés rétractiles de pareils exsudats organisés vous
sont bien connues. Cette infiltration plastique forme une
espèce de fuseau analogue au cal des fractures, auquel
Lallemand l'avait comparée : elle dépasse de beaucoup la

limite apparente du rétrécissement, d'où il résulte qu'elle semble se disposer en deux troncs de cône, dont les petites bases confondues répondent au point le plus rétréci, le tronc de cône postérieur étant plus large, plus allongé, quelquefois même dilaté sous forme de poche. La muqueuse est blanche, très-adhérente à l'infiltration plastique sous-jacente ; cette adhérence de la muqueuse se remarque quelquefois sur une étendue de plusieurs centimètres, ce qui allonge considérablement le rétrécissement ; souvent alors on constate l'existence de brides transversales qui, soulevant la muqueuse, forment des obstacles multipliés, sorte de rétrécissements à étages.

Les rétrécissements cicatriciels sont le résultat d'une perte de substance provenant d'une ulcération du canal, ou d'une lésion traumatique. Le tissu inodulaire de cicatrice apparaît alors avec sa rétractilité en quelque sorte spéci-fique, bien plus prononcée que la rétractilité d'un exsudat inflammatoire. Mais le rétrécissement cicatriciel est rare-ment pur ; il s'y joint souvent une infiltration plastique diffuse, d'origine phlegmasique, ce qui établit une sorte de rétrécissement mixte. S'il s'agit d'une plaie linéaire des régions membraneuse et prostatique, comme les plaies qui résultent de l'opération de la taille, la cicatrisation sera linéaire, et l'on ne remarquera pas la diffusion de l'altéra-tion de la paroi de l'urèthre. Dans le corps spongieux, au contraire, on voit en général une cicatrice froncée, et une induration plus ou moins étendue, due à l'inflammation dont les produits circonscrivent la cicatrice qui comble la perte de substance.

On remarque quelquefois chez le veillard un rétrécissement particulier, lié à l'existence d'une hypertrophie bilatérale de la prostate. Sous l'influence d'une inflammation chronique, du cathétérisme répété ou d'une sonde à demeure, la muqueuse s'enflamme et s'ulcère ; il peut en résulter une soudure des lobes latéraux hypertrophiés, soudure qui diminue considérablement le calibre du canal.

Les rétrécissements sont presque toujours multiples ; il n'est pas rare d'en rencontrer deux, quelquefois trois ; souvent même l'urèthre est malade et rétréci dans une grande étendue, avec des points plus étroits, variété que nous avons désignée par le nom de rétrécissement à étages. Le plus étroit siége d'ordinaire vers le bulbe, le moins étroit vers le méat. Fréquemment leur trajet est flexueux ; il est très-rare d'observer un rétrécissement annulaire dont tous les points aient subi une égale rétraction, de manière à constituer un canal qui réponde à l'axe de l'urèthre : souvent la lésion siége sur une paroi du canal sans atteindre la paroi opposée ; cette sorte de rétrécissement se remarque surtout sur la paroi inférieure du canal, notamment au cul de sac du bulbe, là où le tisssu spongieux est très-abondant. La paroi saine opposée maintient pendant longtemps la possibilité de la miction ; elle se laisse souvent déprimer, cause nouvelle de déviation du canal.

Leur siége est variable ; ils peuvent occuper tous les points de l'urèthre, du méat au col de la vessie, mais on les rencontre bien plus souvent dans la portion spongieuse, et particulièrement au voisinage du bulbe. On a voulu établir une relation entre la cause et le siége des rétrécissements ; le méat et la fosse naviculaire sont ainsi désignés comme les points de prédilection des rétrécissements produits par les chancres ; la portion spongieuse, de ceux de l'uréthrite, la portion membraneuse, des rétrécissements traumatiques : cela est vrai d'une manière générale, mais il y a de nombreuses exceptions. Ce que l'on peut dire, c'est que le plus grand nombre des rétrécissements siégent dans la partie la plus reculée de la région spongieuse ; qu'on les constate rarement dans la région membraneuse, qu'enfin ils sont très-rares dans la région prostatique.

Leur étendue ne peut guère être reconnue sur le vivant d'une manière tout à fait précise, car les traces d'une inflammation, les limites mêmes d'une cicatrice ne sont jamais très nettement tracées ; il n'est donc pas possible d'arriver à une exactitude mathématique dans l'appréciation de cette longueur, et par conséquent dans l'application de la cautérisation et de l'uréthrotomie.

Les rétrécissements de l'urèthre produisent les désordres les plus variés et les plus graves dans les autres parties de l'appareil urinaire. Ces désordres sont causés d'ordinaire par la dysurie qu'entraîne la coarctation ; ils sont en général proportionnés à l'étroitesse du rétrécissement. L'hyperthrophie de la vessie avec toutes ses variétés, la cystite chronique avec le catarrhe vésical et les dépôts phosphatiques, la distension mécanique des uretères, des bassinets, suivie d'atrophie du rein ou de pyélite, la dilatation du canal en arrière du rétrécissement, surtout dans la portion prostatique, l'ulcération de l'urèthre qui entraîne avec elle l'infiltration d'urine, les poches urineuses, les fistules urinaires, telles sont les complications des rétrécissements dans lesquels la dysurie est entretenue par l'étroitesse du calibre. Une grande partie de ces lésions consécutives peuvent disparaître par l'amélioration du rétrécissement.

Le diagnostic d'un rétrécissement de l'urèthre se déduit de l'étude des signes rationnels tirés des antécédents et du mode de fonctionnement de l'appareil urinaire, et des signes physiques fournis par l'examen direct.

Très exceptionnellement, on rencontre des rétrécissements qui ne font pas de progrès sensibles ; ce sont ceux que des gens âgés ont contractés longtemps après l'époque ordinaire de l'apparition des rétrécissements. Il semblerait que ceux qui se développent dans un âge avancé, ne soient plus susceptibles de la même rétractilité.

Les troubles fonctionnels qui traduisent un rétrécissement varient avec son degré et son ancienneté : le jet d'urine est ralenti , diminué dans son volume et dans sa force de projection, bifurqué, en spirale : toutefois ces deux derniers caractères paraissent dépendre surtout d'un certain épaississement des lèvres du méat urinaire. On constate encore de la pesanteur et de la gêne au périnée, augmentées par les envies d'uriner qui deviennent de plus en plus fréquentes ; le malade se soulage en pressant avec le doigt en arrière du point rétréci, il chasse ainsi une certaine quantité d'urine, dont le reste s'écoule souvent goutte à goutte lorsque la verge reprend sa situation pendante dans le pantalon. Bientôt l'urèthre s'enflamme par irritation mécanique, et alors on remarque une des variétés de goutte militaire, caractérisée par un écoulement muco-purulent, de couleur et de consistance variable, qui s'écoule en bavant et vient former sur la chemise des taches plus ou moins arrondies et comme empesées, bien différentes de celles d'un écoulement inflammatoire aigu. Beaucoup de ces malades viendront vous trouver pour de vieilles blennorrhées que l'on soigne par des injections, et dont cependant la principale indication thérapeutique ressort de l'examen du canal avec un explorateur à boule.

A mesure que le rétrécissement fait des progrès, la dysurie et les lésions qu'elle produit deviennent plus marquées; je vous ai déjà décrit la succession des phénomènes que l'on observe dans ces cas; reportez-vous à ce que je vous ai dit en parlant de la pathogénie de la cystite chronique. Quand un rétrécissement est très-étroit, il donne lieu à deux sortes d'accidents : les uns sont aigus, inflammatoires; c'est une congestion intense de la muqueuse vésicale avec hypertrophie des parois, et l'altération alcaline ou ammoniacale de l'urine, ou une dilatation de l'urèthre en arrière de l'obstacle, pouvant amener la rupture ou l'ulcération, l'infiltration d'urine : les autres se produisent d'une façon lente, insidieuse; la vessie se laisse dilater, ses parois sont frappées d'inertie, il existe de la rétention, soit absolue, soit avec regorgement; la distension gagne les uretères, les reins, tout l'appareil urinaire est gorgé d'urine, et l'on observe bientôt les signes de la résorption urineuse. D'autrefois les accidents généraux revêtent une autre forme, celle de la fièvre intermittente uréthrale; suivant la remarque de Chassaignac, ellesuccè de à une irritation de la portion spongieuse de l'urèthre, et non à l'irritation des portions membraneuse et prostatique; jamais on ne l'observe chez la femme. Dans bon nombre de cas , cette fièvre survient après la première miction qui suit le cathétérisme; presque toujours elle se produit s'il existe une affection rénale , et dans ce cas elle peut être promptement mortelle ; la suppression de l'urine est plus ou moins complète, et le malade succombe à l'empoisonnement urémique.

Les signes que je vous ai indiqués donnent une présomption de l'existence du rétrécissement ; il faut de plus la démontrer par l'exploration de l'urèthre. Je vous ai dit, en parlant du cathétérisme du canal à l'état pathologique, les règles qui doivent être suivies dans cette exploration. Prenez d'abord une bougie terminée par une boule de 7 millimètres, laquelle passe facilement dans un urèthre sain ; elle vous donnera la notion d'un rétrécissement léger, et qui échapperait à un instrument trop petit. Si cette bougie ne passe pas , prenez un explorateur de petit calibre ; comme dans le cas de rétrécissements multiples, le plus étroit siége presque toujours vers le bulbe , l'explorateur s'y arrêtera , après avoir franchi les rétrécissements de la portion antérieure que l'olive de la bougie aura permis de reconnaître. On ne se sert plus aujourd'hui des bougies exploratrices de Ducamp; ces bougies de cire, ainsi que vous l'ai fait remarquer, sont infidèles et dangereuses : infidèles, parc que la matière emplastique , au lieu de pénétrer dans le rétrécissement, se tasse en avant de lui, et rapporte une empreinte qui ne donne aucune notion exacte, ou bien, si elle a franchi le rétrécissement, l'empreinte se laisse déformer, passée qu'elle est comme à la filière, en franchissant de nouveau le point rétréci ; elles sont dangereuses, parceque la portion de cire introduite dans le rétrécissement peut se briser , et constituer un corps étranger qui oblitère complétement le canal.

Il est très-difficile de déterminer la longueur d'un rétrécissement ; l'explorateur ne peut donner que la notion des points les plus étroits , et nullement celle de la mesure de l'altération des parois du canal; il suffit que vous vous reportiez à ce que vous savez de la disposition des rétrécissements inflammatoires , pour vous convaincre des imperfections que présente à cet égard la bougie à boule ; malgré ces imperfections , elle ne reste pas moins le meilleur explorateur. Dans certains cas, on emploie, à l'exemple de Phillips, les bougies terminées par une demi olive : elles rendent des services dans le diagnostic des rétrécissements valvulaires ; l'instrument de M. Amussat est terminé par une demi olive métallique.

Il y a souvent un grand intérêt à calculer exactement la distance du rétrécissement au méat ; on a l'habitude de l'apprécier par une marque tracée sur la bougie , au point où elle correspond au méat , alors que la boule est arrêtée au rétrécissement ; cette méthode est mauvaise , à cause de la variabilité de la portion pendante de la verge. Le professeur Guyon, que nous avons souvent l'occasion de citer , engage à reconnaître par la pression le relief de l'olive à travers les tissus : cela est surtout facile lorsqu'on emploie une olive métallique ; on a alors un renseignement très précis puisque l'on constate directement le point du canal où l'on sent le relief de l'olive exploratrice arrêtée contre l'obstacle.

L'endoscope ne peut fournir que des renseignements

incomplets , puisqu'on ne peut voir que la partie antérieure du rétrécissement : d'ailleurs l'obstacle véritable au cathétérisme se trouve souvent hors de portée de la vue , puisque dans la plupart des cas, il dépend de la forme tortueuse du rétrécissement.

NEUVIÈME LEÇON.

Traitement des rétrécissements de l'Urèthre.

Messieurs

Le traitement des rétrécissements de l'urèthre comprend deux indications principales : le rétablissement du calibre du canal, le maintien de ce rétablissement.

Les nombreux procédés qui ont été proposés pour remettre le canal dans son état normal peuvent être groupés en trois méthodes : la dilatation, la cautérisation, l'incision.

La dilatation progressive est décrite par Benevoli en 1724 : pendant longtemps elle fut pratiquée avec des bougies de plomb. Astruc le premier, dans son traité des maladies vénériennes, démontra que l'on ne peut obtenir une guérison absolument radicale ; il recommanda avec raison de pratiquer pendant longtemps la dilatation. Desault et Chopart paraissent être les premiers qui se soient servis des sondes flexibles. Mais la dilatation ne fut véritablement érigée en méthode qu'à la fin du dernier siècle par John Hunter : il a parfaitement saisi tout le parti que l'on peut tirer des bougies dilatantes, comme action mécanique, et comme action modificatrice due à l'irritation de contact. Dupuytren continua l'œuvre de Hunter, dont il s'appropria en quelque sorte les idées. Cependant, Hunter semble avoir poussé trop loin les conséquences de sa manière de voir sur l'action de la bougie, en préconisant dans les rétrécissements très-étroits ou infranchissables la dilatation qu'il appelle ulcérative, et qui consiste à exercer sur le retrécissement une pression assez forte pour l'ulcérer et le détruire. Cette manière d'agir expose à de graves accidents; le travail ulcératif peut s'étendre jusqu'au corps caverneux et y déterminer une phlébite, ou bien l'urèthre peut se déchirer en avant du rétrécissement sous la pression de l'instrument, qui alors produit une fausse route.

S'il s'agit d'un rétrécissement d'un moyen degré et qui cède facilement, la dilatation ne sera qu'un jeu; vous la pratiquerez avec des bougies olivaires flexibles de diamètres gradués; vous passerez ainsi chaque deux ou trois jours plusieurs bougies, et vous perfectionnerez la dilatation par le passage successif des sondes d'étain de Béniquié; le malade continuera pendant longtemps à se sonder, pour maintenir le calibre normal de l'urèthre.

Mais si le rétrécissement est très-étroit, ce procédé ne convient plus, il reste insuffisant; dans ces cas, il faut commencer par avoir recours à la dilatation permanente; celle-ci est destinée à produire au niveau du rétrécissement un travail d'irritation provoqué par le contact de la bougie qui joue le rôle de corps étranger; le tissu fibreux revient à l'état embryonnaire par le fait de cette irritation, et la bougie qui se trouvait serrée dans le rétrécissement, s'y meut librement; ce travail s'effectue assez rapidement pour que l'urine puisse se faire jour entre la bougie et les parois du canal. L'instrument ne doit pas aller jusque dans la vessie ; ordinairement on l'arrête lorsqu'il a dépassé le rétrécissement de 1 ou 2 centimètres. Chaque fois qu'on le pourra , on remplacera avec avantage la bougie par une sonde fine. Vers le 3e ou 4e jour , on constate la sortie d'un peu de mucopus , qui devient abondant vers le 7e ou 8e jour ; on fait ensuite de la dilatation progressive jusqu'à ce que l'urèthre admette une bougie de 7 à 8 millimètres. Quelques auteurs donnent encore à ce procédé le nom de dilatation inflammatoire , parce qu'il semble basé sur la modification que l'irritation détermine dans la constitution histologique du rétrécissement. On l'a encore appelé dilatation atrophique , parce qu'une grande partie des éléments organiques de la coarctation disparaissent après cette modification.

Je viens de vous décrire la théorie de la dilatation permanente ; vous verrez que dans l'application les choses ne se passent pas aussi simplement que cette théorie semble l'indiquer. Dans bien des cas la bougie à demeure ne sera pas supportée ; elle déterminera une inflammation violente de la muqueuse , à laquelle s'ajoutera la contraction des éléments musculaires du canal. Ne comptez guère dans ces cas sur les pommades calmantes ou résolutives que l'on a proposées pour graisser la bougie , ni sur l'emploi des opiacés et anti-spasmodiques à l'intérieur. Le seul moyen de rendre la bougie supportable , c'est de modifier l'irritabilité de la muqueuse , et la meilleure manière d'y arriver consiste dans des cautérisations superficielles au nitrate d'argent : après deux ou trois cautérisations pratiquées à 12 ou 15 jours de distance , vous pourrez reprendre la dilatation.

Si le rétrécissement est très-étroit, vous aurez recours à tous les artifices du cathétérisme, artifices que je vous ai fait connaître en parlant de cette opération dans les cas pathologiques. Si vous échouez, et si la rétention d'urine nécessite une intervention rapide, vous abandonnerez la dilatation, et vous passerez à une autre méthode de traitement. Vous agirez de même dans les cas où la dilatation marche trop lentement, et dans ceux où la récidive suit de très-près; cela arrive surtout dans les rétrécissements cicatriciels.

Le professeur Le Fort a proposé, sous le nom de dilatation immédiate progressive, un procédé qui nous paraît appelé à donner de bons et rapides résultats dans la plupart des cas. Notre savant maître part de ce principe vrai, qu'il n'y a pas de rétrécissement infranchissable, dès l'instant que l'urine passe par le canal, quelque rétréci qu'il soit; que dès lors, avec de l'adresse et de la patience, on peut toujours y engager une fine bougie à uréthotomie interne. On laisse à demeure cette fine bougie pendant vingt-quatre heures, puis on visse sur elle une sonde conique en maillechort que l'on pousse dans l'urèthre comme on le ferait d'un uréthrotome. Si cette sonde passe sans occasionner de douleur, on la retire en maintenant la bougie conductrice dans le canal, et on la remplace par une sonde métallique conique du même genre, mais plus volumineuse. Si la douleur apparaît ou si la résistance du rétrécissement est trop grande, on laisse la bougie conductrice en place, et on recommence l'opération après un ou deux jours. Lorsqu'on a introduit la sonde conique N° 3 qui, dans sa partie la plus large, correspond au N° 22 de la filière

Charrière, on introduit une sonde flexible N° 16 ou 18, on la laisse à demeure pendant trois ou quatre jours, et on porte ensuite la dilatation à son degré le plus reculé. « Depuis sept ans que j'emploie cette méthode, dit le pro-
» fesseur Le Fort, je n'ai jamais vu survenir d'accidents :
» non pas, cela va sans dire, d'accidents mortels ou
» même sérieux, mais même d'accidents légers pouvant
» me causer quelque préoccupation ; c'est tout au plus si,
» dans quelques cas exceptionnels, j'ai pu observer cet
» accès de fièvre qu'amène parfois le cathétérisme le plus
» simple, et dont un peu de sulfate de quinine fait
» justice. » (1) Dans le but d'éviter les incurvations de la bougie conductrice qui pourraient entraîner le cathéter rigide à faire des fausses routes, M. Le Fort a fait fabriquer des bougies flexibles qui portent à l'intérieur une fine baleine, laquelle empêche la bougie de se replier sur elle-même. Cette modification des bougies conductrices est appelée à rendre les plus grands services dans la pratique de la dilatation et celle de l'uréthotomie interne.

Je ne vous parlerai du cathétérisme forcé que pour vous rappeler qu'il doit être proscrit de la thérapeutique des rétrécissements. Il en est de même de la dilatation forcée par le procédé de Mayor ; en refoulant le rétrécissement, on risque de déchirer le canal et de faire une fausse route. Quelques chirurgiens emploient la dilatation rapide avec des instruments qui distendent violemment le rétrécissement : tels sont les instruments de Perrève, de Holt, de Voillemier ; ce que je viens de vous dire de la dilatation immédiate pro-

(1) Le Fort — 8e Édition de la médecine opératoire de Malgaigne, t. 2, p. 566.

gressive me permettra d'être bref sur le chapitre de la dilatation mécanique rapide. Dans celle-ci, on ne borne plus la dilatation à une simple expansion des tissus ; le rétrécissement surdistendu éclate et se déchire. Les instruments de Perrève et de Holt sont composés de deux lames entre lesquelles on enfonce un mandrin qui les écarte violemment ; l'instrument de Voillemier porte le nom de divulseur ; son action est mieux répartie sur tous les points de la circonférence de l'urèthre, car il conserve la forme cylindrique dans son écartement le plus grand. Le mandrin cylindrique est plein dans toute sa longueur, et présente de chaque côté une gouttière plate destinée à recevoir les lames du conducteur qui la remplissent exactement ; l'instrument s'introduit à l'aide d'une bougie conductrice. Après la divulsion, on plaee dans le canal une sonde à demeure de 5 à 6 millimètres pendant 24 heures ; puis on continue la dilatation par les moyens ordinaires. Il est très-difficile de mesurer exactement l'action des dilatateurs mécaniques ; cette action dépend de l'état de l'urèthre, et Bérard eut avec le dilatateur de Perrève une déchirure de l'urèthre de 9 centimètres de longueur. L'uréthotomie interne a remplacé la rupture du rétrécissement, l'opération est à la vérité plus délicate, mais elle donne de meilleurs résultats.

La destruction par la cautérisation est une seconde méthode de traitement des rétrécissements de l'urèthre. De date très-ancienne, puisque nous voyons Loiseau l'employer sur Henri IV et terminer la cure par la dilatation, elle avait été réglée par A. Parée, qui créa la cautérisation latérale. Depuis la fin du siècle dernier, le nitrate d'argent est le seul caustique employé ; Hunter s'en sert pour provoquer un ramollissement inflammatoire qui favorise la dilatation du rétrécissement; Everard Home veut en faire une méthode exclusive de traitement ; il pousse l'exagération à l'absurde en pratiquant sur un seul malade 1258 cautérisations. Ducamp en 1822 perfectionne la cautérisation latérale ; Lallemand emploie des mandrins armés de caustique, celui de Ségalas est recouvert de deux canules emboitées. Réduite à elle-même, la cautérisation ne donne que des résultats incomplets : dans quelques cas, elle peut préparer et faciliter la dilatation, mais à ce point de vue, elle est bien inférieure à la dilatation permanente. Elle ne peut suffire à détruire un rétrécissement, à moins de provoquer des lésions très-étendues de la muqueuse ; d'ailleurs la réparation se fait par un tissu cicatriciel qui amène une récidive plus grave que le premier rétrécissement. Son seul avantage est, lorsqu'elle est légère, de modifier la muqueuse enflammée, et les contractions spasmodiques du canal. Elle doit donc être rejetée comme méthode générale de traitement.

MM. Amussat, Tripier et Mallez ont proposé la cautérisation chimique par l'électricité pour détruire le rétrécissement : on peut faire à l'électrolyse les mêmes reproches qu'à la cautérisation potentielle; comme cette dernière, elle produit un tissu cicatriciel qui pourrait engendrer un rétrécissement plus rebelle que le premier. Nous devons dire cependant, que lorsqu'on fait agir sur le rétrécissement le pôle négatif, on obtient une cicatrice qui ressemble à celle de l'action des alcalis caustiques, c'est-à-dire molle et peu rétractile.

La troisième méthode de traitement des rétrécissements est l'incision ; il y a deux manières de la pratiquer : dans l'intérieur du canal, en allant de dedans en dehors, c'est l'uréthrotomie interne; à l'extérieur du canal, en allant de dehors en dedans, c'est l'uréthrotomie externe. L'importance de ces deux opérations et leurs indications particulières nécessitent leur description séparée. Nous nous occuperons d'abord de l'uréthrotomie interne.

Les chirurgiens du XVIe et du XVIIe siècle combinaient l'usage des abrasions avec celui des caustiques, lorsqu'ils se servaient de sondes coupantes. A la fin du dernier siècle, Physick imagina une sonde dont le mandrin est terminé par une lame pointue qui coupe à la manière d'une lancette. Viennent ensuite les scarificateurs d'Amussat, de Leroy d'Etiolles, de Ricord, de Reybard; l'origine des travaux de ce dernier remonte à 1833, et ils furent couronnés par l'Académie en 1852. Depuis, l'on inventa beaucoup d'instruments, dont les principaux sont les uréthrotomes de Maisonneuve et de Voillemier. M. Maisonneuve en 1855 ajouta à l'uréthrotome la bougie conductrice qui rend les fausses routes impossibles; la lame coupante est angulaire, à sommet émoussé; elle termine un mandrin qui glisse dans la cavité d'un conducteur cylindrique. Voillemier modifia avantageusement cet instrument en employant une lame de même force qui coupe dans toute sa longueur, et qui se trouve cachée par une coiffe. Ces deux instruments sectionnent d'arrière en avant et d'avant en arrière; ils peuvent être disposés de manière à inciser la paroi inférieure ou la paroi supérieure du canal, au niveau du rétrécissement, suivant que la lame glisse sur la convexité ou la concavité du conducteur. Les incisions profondes doivent être pratiquées de préférence aux scarifications multiples;

toutes guérissent par la formation d'un tissu cicatriciel,
et il y a plus de chance de le voir moins abondant dans une
seule incision que dans des incisions multiples : le résultat
de la rétraction est donc moindre dans le premier cas que
dans le second.

Il est indispensable de mettre une sonde à demeure immédiatement après l'opération, et de la laisser pendant 48
heures ; il vaut mieux ne pas la boucher avec un fosset,
pour éviter que l'urine passe entre la sonde et les parois du
canal, et arrive ainsi au contact de la plaie.

Avant d'enlever la sonde, on vide complètement la vessie,
et on engage le malade à attendre un besoin pressant avant
d'uriner pour la première fois sans sonde. Le quatrième jour
après l'opération, on passe une bougie à grosse olive, on
recommence quelques jours après, puis vers le 10ᵉ jour on
complète la dilatation.

Suivant le précepte du professeur Gosselin, il faut, avant
l'opération, faire boire abondamment le malade, pour
modifier l'état des urines ; on peut continuer l'usage fréquent
des boissons pendant tout le temps que la sonde est à demeure dans la vessie. L'hémorrhagie qui résulte de l'incision
est en général peu abondante, de 5 à 10 grammes ; quelque
fois une érection la ramène en petite quantité : l'introduction
de la sonde à demeure suffit pour l'arrêter ; dans le cas
d'hémorrhagie considérable et rebelle à l'emploi des sondes,
des applications glacées et la compression du périnée peuvent devenir nécessaires.

L'infiltration d'urine est rare après l'uréthrotomie interne, surtout si on a le soin d'employer une sonde à

demeure volumineuse et de ne pas boucher son orifice extérieur.

Voillemier a décrit comme accidents consécutifs rares de l'uréthrotomie interne, sous le nom de poches uréthrales, des excavations de la plaie de l'incision. Elles résultent d'une inflammation intense, du sphacèle de la plaie, et de la destruction complète d'une portion de l'urèthre. Elles peuvent se combler spontanément par du tissu inodulaire dont la rétraction consécutive peut produire un nouveau rétrécissement; souvent la poche persiste, surtout si la miction ne se fait pas facilement : dans ce cas, on constate l'existence d'un écoulement uréthral abondant et tenace. Dans d'autres cas enfin, une fistule peut s'établir.

L'indication est de dilater la portion antérieure du canal pour faciliter l'écoulement de l'urine.

On a observé des accidents promptement mortels à la suite de l'uréthrotomie interne; leur explication est difficile : pour de nombreux chirurgiens, ils résulteraient de la pénétration de l'urine dans les veines rendues béantes par la section. Mais souvent il existait chez ces malades une altération profonde des reins, complication la plus grave des rétrécissements de l'urèthre et des affections de la prostate et de la vessie, et qui peut occasionner la mort en un court espace de temps, par une intoxication urineuse suraigüe. Quoiqu'il en soit, il faut à tout prix éviter le contact de l'urine avec les lèvres de la plaie : et si, lorsqu'on a introduit le conducteur cannelé, l'urine coule, malgré un cathétérisme préalable, ou si celui-ci n'a pas été praticable, il vaut mieux remettre à un autre jour la section du rétrécissement. (GOSSELIN.)

L'uréthrotomie interne est une opération palliative qui, dans un grand nombre de cas, vient en aide à la dilatation. Ses indications principales sont : l'impossibilité de la dilatation par étroitesse et sensibilité extrême du rétrécissement, la récidive prompte du rétrécissement traité par la dilatation simple, la dureté considérable des rétrécissements cicatriciels. Les rétrécissements qui siégent dans les 8 centimètres antérieurs de l'urèthre et qui résistent à la dilatation doivent être incisés. L'incision est plus dangereuse, lorsqu'elle porte sur un rétrécissement qui siége à 13 centimètres. Une statistique complète et qui donne des renseignements positifs sur la gravité de l'opération reste à établir ; les statistiques partielles offrent le désaccord le plus patent : c'est ainsi que Voillemier indique le chiffre de 1 mort sur 30, et croit même ce chiffre inférieur à la réalité, si l'on ne compte que les cas de rétrécissements graves, d'autre part, sir Henry Thompson ne relève qu'un seul cas de mort sur deux cents uréthrotomies qu'il a pratiquées ; et encore, s'agissait-il dans ce cas d'une opération faite comme ressource ultime.

L'uréthrotomie externe consiste dans l'ouverture de l'urèthre de dehors en dedans pour diviser un rétrécissement. On établit ainsi une boutonnière, par une opération qui présente beaucoup d'analogie avec celle qu'on employait anciennement pour remédier à la rétention d'urine lorsque le cathétérisme est impossible. C'est Jean-Louis Petit qui, le premier, appliqua l'opération de la boutonnière à la cure des rétrécissements de l'urèthre. Mais cette opération tomba dans l'oubli, sous les attaques persistantes de Desault, Boyer et Roux. Quelques chirurgiens anglais, et en particulier Guthrie, en 1836, puis Syme, d'Edimbourg, en 1844, contribuèrent à la remettre en honneur. Syme en fait une méthode générale de traitement; il n'existe pas, dit-il, de rétrécissement infranchissable, tant que l'urine s'écoule au dehors par l'urèthre, en aussi petite quantité que ce soit; dès lors, l'uréthrotomie externe ne doit jamais être pratiquée sans conducteur; elle est indispensable pour les rétrécissements rebelles, et le meilleur moyen d'obtenir la guérison des rétrécissements simples. Mais la majorité des chirurgiens pensent d'une toute autre façon; au lieu de dire, comme Syme, que la perméabilité est une condition indispensable pour pratiquer l'uréthrotomie externe, ils renversent la proposition, et ils disent que la perméabilité d'un rétrécissement contrindique l'uréthrotomie externe. Il existe cependant quelques cas rares où cette opération est indiquée : c'est quand il y a des fistules périnéales anciennes indurées en arrière des rétrécissements rebelles, alors que tout autre traitement a échoué, notamment les sondes à demeure. Et encore, on peut se demander si ces cas ne sont pas plutôt justiciables de la divulsion, que l'on devra tenter avant de décider l'opération de l'uréthrotomie externe. (THOMPSON).

Dans les cas de rupture traumatique de l'urèthre, cette opération peut trouver quelques indications que nous étudierons plus tard.

L'uréthrotomie externe se pratique sur conducteur ou sans conducteur. Dans le premier cas, on se sert d'un cathéter courbe cannelé, mince en avant pour passer à travers le rétrécissement, épais en arrière pour butter contre

lui : par une incision périnéale médiane, de 3 à 4 centimètres de longueur, on arrive sur le cathéter, on ouvre le
rétrécissement, et on place à demeure une sonde métallique
pendant 48 à 60 heures; au bout de ce temps on la remplace par une sonde élastique. Dans le second cas, on a
quelquefois des difficultés très-grandes pour découvrir le canal : on pousse un cathéter jusqu'au rétrécissement; un
aide le maintient solidement fixé; on pratique alors l'incision
de la boutonnière, on atteint la pointe du cathéter, on
sectionne le canal, puis on va à la recherche du bout inférieur que l'on incise sur un stylet cannelé, ou mieux encore
avec le couteau de Weber, lequel est terminé par une petite
olive analogue à celle d'un stylet boutonné.

Syme a proposé en 1844 la section sous cutanée du
rétrécissement. Il passe un petit conducteur cannelé au travers du rétrécissement; puis, avec un bistouri à lame
étroite analogue à un ténotome, il pénètre d'emblée jusqu'au conducteur; en relevant le manche de l'instrument,
on en pousse la pointe le long de la cannelure du conducteur; on incise de cette façon le rétrécissement sans aug-
menter l'ouverture cutanée.

L'uréthrotomie externe pratiquée en avant des bourses
est facile et peu dangereuse; au périnée, elle est d'exécution difficile, et peut offrir de grands dangers par l'hémorrhagie qui nécessite quelquefois le tamponnement dans une
région riche en plexus veineux, et par les complications
ordinaires des plaies, telles que la gangrène, l'érysipèle,
l'infection purulente; ces accidents sont rares à la vérité,
mais leur possibilité démontre que cette opération ne doit
être pratiquée qu'en cas de nécessité absolue.

DIXIÈME LEÇON.

Lésions traumatiques de l'Urèthre.

Messieurs,

Les lésions traumatiques de l'urèthre reconnaissent des causes variées ; elles peuvent être produites de dedans au dehors, ou de dehors en dedans. Dans la première catégorie se rangent les fausses routes, les déchirures par un corps étranger ou par un instrument, les incisions de l'uréthrotomie interne : dans la seconde, les violences extérieures comme les plaies simples, les plaies contuses, les contusions. Je vous ai parlé des fausses routes en décrivant le cathétérisme dans les cas pathologiques ; nous étudierons bientôt les corps étrangers et les désordres qu'ils occasionnent ; vous savez comment l'incision de l'uréthrotomie peut devenir une cause d'accidents : il me reste donc à vous parler des lésions de l'urèthre produites par les violences extérieures.

Si l'on en juge par les statistiques des rétrécissements de l'urèthre, les lésions traumatiques de cet organe seraient assez fréquentes : nous trouvons en effet dans la statistique de Sir Henry Thompson, qui porte sur 220 cas, 28 rétrécissements, suites de lésion du périnée ; dans celle de ses traducteurs, laquelle comprend 226 observations des rétrécissements recueillies dans le service de M. le professeur Guyon, à l'hôpital Necker, 27 cas dans lesquels le rétrécissement a succédé à un traumatisme, coups, chûtes sur périnée, ruptures de l'urèthre. D'autre part, les lésions traumatiques du canal produites par les violences extérieures ne sont pas toujours suivies de rétrécissement.

Les plaies simples bien traitées n'y donnent guère lieu, et vous verrez plus tard la rareté des rétrécisssements après l'opération de la taille, alors qu'une plaie très-étendue du canal a été produite.

Les plaies de la portion pendante de l'urèthre sont rares dans l'état de flaccidité ; les corps caverneux protègent efficacement le canal, et d'ailleurs la verge fuit sous la pression des agents traumatiques ; toutefois, on les observe dans la section de la verge ; l'amputation de cet organe produit nécessairement une section complète du canal, et il est souvent difficile de retrouver l'orifice, si on n'a pas recours à quelqu'artifice opératoire ; souvent aussi, on observe dans la suite un rétrécissement très-difficile à guérir, mais assez facile à prévenir en commençant l'opération par suturer l'urèthre à la peau, comme dans le procédé de notre distingué collègue M. le professeur Parise. Ces plaies sont beaucoup plus communes dans l'érection ; le canal est tendu, la verge raide ne peut fuir sous la pression de l'instrument tranchant ou du corps contondant, et dans ces cas, on observe quelquefois simultanément une plaie de l'urèthre et des corps caverneux.

Les plaies par piqûres sont peu graves : elles ne se traduisent guère que par une ecchymose sous-cutanée, et un léger écoulement de sang par le méat. Elles guérissent d'elles-mêmes par le repos de l'organe, et les applications d'eau froide. Le plus souvent ces plaies sont produites par des épingles introduites dans le canal.

Les suites des plaies par instrument tranchant varient beaucoup suivant leur siége ; celles des régions membraneuse et prostatique guérissent spontanément, et laissent une cicatrice linéaire, non froncée, et qui ne donne guère lieu à des rétrécissements : leur danger principal est dans la chance d'infiltration d'urine ; une sonde à demeure peut l'éviter, et d'ailleurs elle me paraît peu à redouter, si la voie est libre pour l'urine, et si les autres parties des organes urinaires sont saines. Mais les plaies qui siégent le long de la portion spongieuse ont des conséquences bien différentes : ici l'empoisonnement urineux est à craindre, non-seulement par le fait de la plaie elle-même, mais surtout par le gonflement inflammatoire qui en est la conséquence ; la plaie ouvre à l'urine une porte d'entrée dans les veines, et cette entrée est singulièrement facilitée par l'obstacle que le gonflement apporte au libre écoulement de l'urine au dehors ; aussi, faut-il toujours dans ces cas mettre le plus tôt possible une sonde à demeure dont on ne bouche pas l'orifice extérieur, de manière à faciliter l'écoulement continu de l'urine, et empêcher qu'elle ne vienne baigner la surface de la plaie. Par dessus la sonde, on réunit les lèvres de la plaie par quelques points de suture métallique. Mais il est des cas de rupture complète de l'urèthre où il n'est pas possible de faire passer la sonde dans l'orifice du bout vésical ; on a alors deux parties à prendre : ou bien débrider sur l'urèthre comme dans l'opération de l'uréthrotomie externe sans conducteur, aller à la recherche de sa cavité et y introduire le bout de la sonde flexible, ou encore, à l'imitation de Reybard, réunir la plaie par des points de suture que l'on enlève au moindre signe d'infiltration ; on en est quitte alors pour avoir une fistule, qui se serait certainement produite si on avait abandonné la plaie à elle-même. Lorsque l'urèthre a été complètement sectionné, on doit généralement se contenter, après avoir passé la sonde, de suturer la peau seule ; on ne peut espérer d'affronter régulièrement les deux bouts du canal ; la sonde joue le rôle d'un soutien très-efficace, et l'organe est mis au repos complet ; pour cela on prévient les érections en faisant prendre au malade du brômure de potassium ou du camphre brômé. Une blessure pareille produit nécessairement une perte de substance qui se comble par du tissu inodulaire, et occasionne dans la suite un rétrécissement cicatriciel analogue à celui qui succède aux plaies contuses de l'urèthre.

C'est également lorsque la verge est en érection que l'on observe le plus ordinairement les plaies contuses de la région pénienne, et je vous ai déjà parlé de la rupture de l'urèthre, dans la manœuvre absurde des guérisseurs de chaudepisse cordée. Les plaies contuses sont plus fréquentes dans la région du bulbe, et la portion membraneuse ; là, l'urèthre ne peut fuir devant le corps contondant, et il est violemment serré entre ce corps et le pubis. Un coup de pied, une chûte à califourchon sur un corps saillant, sont les causes ordinaires des déchirures de l'urèthre ; dans quelques cas rares, on a vu la rupture reconnaître une cause indirecte, telle qu'une chûte sur les pieds, les jambes étant fortement écartées.

L'ecchymose parfois très-étendue au point de simuler un

épanchement sanguin considérable de la verge et des bourses ; l'hémorrhagie, dont la marche est irrégulière et qui
s'arrête ordinairement d'elle-même, mais tend à reparaître à
la première miction ; la dysurie provenant de la compression qu'exerce l'infiltration sanguine, ou de la présence
d'un caillot dans le canal, ou encore du retrait des bouts
dans le cas de section complète, tels sont les signes des
plaies contuses de l'urèthre. La gravité de ces plaies gît
surtout dans le rétrécissement cicatriciel consécutif, et
l'infiltration d'urine ; d'où la nécessité de mettre le plus tôt
possible une sonde à demeure : il faut toujours suivre avec
le bec de la sonde la paroi supérieure du canal, pour
éviter de l'engager dans la plaie ; presque toujours cette
paroi supérieure est plus ou moins épargnée, grâce à ses
adhérences avec la gouttière des corps caverneux. Assez
rapidement, le bout postérieur se rétracte, le bout antérieur se rétrécit de plus en plus et se termine par un cul-
de-sac dont l'orifice est très-étroit ; ce rétrécissement peut
aller jusqu'à l'oblitération complète, particulièrement dans
les cas où l'on s'est trouvé dans la nécessité de pratiquer la
ponction de la vessie. Entre ces deux bouts se forme le
tissu inodulaire qui doit combler la perte de substance :
or, ce tissu engendre un rétrécissement de la pire espèce
et de développement précoce ; le tissu inodulaire s'accumule
et acquiert la forme d'une nodosité quelquefois grosse
comme une noisette, dans laquelle se rendent le bout inférieur
du canal et les orifices profonds de fistules périnéales. La
sonde à demeure ne suffit pas toujours pour prévenir les
accidents ; on observe quelquefois, malgré elle, une infiltration urineuse, laquelle venant s'ajouter à l'infiltration

sanguine, produit rapidement une suppuration diffuse, fréquemment suivie de vastes gangrènes, ou de l'empoisonnement urineux. Cette infiltration a bien plus de chance de se produire lorsqu'on n'est pas parvenu à pratiquer le cathétérisme ; elle est si redoutable dans ces cas, que plusieurs chirurgiens, entre autres Voillemier, n'hésitent pas, dans le cas de contusion avec épanchement de sang considérable au périnée, à pratiquer des incisions longues et profondes, sans chercher la résolution ; c'est en effet, dans ces cas, le meilleur moyen de limiter les désordres, et d'éviter une perte de substance par la gangrène. Toutefois, s'il y a rétention complète d'urine, il faut au préalable recourir à la ponction de la vessie, sauf à chercher à rétablir, le lendemain ou les jours suivants, la voie naturelle de l'urine.

Les indications du traitement découlent naturellement des considérations qui précèdent. La première chose à faire est de parer à l'hémorrhagie. Si elle est abondante, il faut l'arrêter par la ligature, puis le rapprochement des lèvres de la plaie : redoutez la compression, car la région est riche en veines. Puis, vous vous occuperez de rétablir le cours des urines ; il faut passer une sonde métallique, en suivant avec le bec de la sonde la paroi supérieure du canal, et la fixer à demeure pendant deux ou trois jours, après lesquels vous la remplacerez par une sonde molle. Si le cathétérisme est impossible, si la rétention d'urine exige impérieusement votre intervention, faites la ponction de la vessie ; vous obtiendrez ainsi quelque temps de répit, que vous emploierez à chercher la régularisation du cours normal des urines par le cathétérisme. Si le périnée était déchiré en même temps que l'urèthre, vous pouvez, à l'exemple de Chopart, débrider la plaie, et, avec le doigt comme conducteur, guider la sonde dans le bout inférieur du canal.

Dans certains cas, la lésion de l'urèthre ne va pas jusqu'à la production d'une plaie contuse; il y a contusion sans plaie; ici, pas d'hémorrhagie, pas de solution de continuité qui prête à l'infiltration d'urine; il n'y a donc pas de signe qui puisse faire distinguer une contusion du canal d'une contusion simple du périnée. L'ecchymose ne nous apprend rien à cet égard, et la dysurie peut être occasionnée par un gonflement de voisinage, gonflement produit par une infiltration sanguine, ou un exsudat inflammatoire.

Rappelez-vous, Messieurs, qu'une pareille lésion, bien que n'étant pas accompagnée de déchirure de la muqueuse, peut être suivie d'une destruction partielle de l'urèthre, et devenir ainsi la cause d'un rétrécissement mixte inflammatoire et cicatriciel; ce rétrécissement se montre en général plus tardivement que celui qui résulte d'une plaie contuse; considération importante, dont vous devez tenir grand compte dans le pronostic des contusions du canal de l'urèthre.

ONZIÈME LEÇON.

Corps étrangers de l'Urèthre et de la Vessie.

MESSIEURS,

Les corps étrangers de l'urèthre viennent du dehors, ou de la vessie, ou se développent dans le canal, notamment dans la région prostatique.

Les corps étrangers qui viennent du dehors sont de nature diverse ; les uns sont le résultat d'un accident dans le cathétérisme, tel que la brisure d'un instrument, la disparition dans le canal d'une sonde flexible qui n'a pas été fixée au dehors ; mais la plupart ont été introduits dans l'urèthre par des maniaques qui, sous l'influence de passions singulières, emploient les moyens les plus invraisemblables, dans l'espoir de se procurer des sensations particulières. Des aiguilles, des épingles ordinaires, des épingles à cheveux, des morceaux de baleine, des tuyaux de pipe, des verges de fer, de bois, des noyaux de fruits, des haricots, jusqu'à des épis de céréales, tels sont les corps étrangers que l'on a trouvés dans l'urèthre ; leur nomenclature complète dépasserait tout ce que votre imagination peut inventer. Le mécanisme de leur progression dans le canal et le mode suivant lequel s'effectue leur transfert jusque dans la vessie, ont reçu diverses interprétations : pour Demaquay, qui a publié en 1857, dans la gazette hebdomadaire, un travail important sur ce sujet, voici quel serait ce mécanisme : au moment où l'érection est arrivée à son comble, si le malade lâche le corps étranger, l'urèthre s'applique fortement sur lui, et l'entraîne en arrière à mesure que l'érection cesse ; le malade ne peut le retirer, et ses efforts ne servent qu'à le faire pénétrer plus profondément, quelquefois jusque dans la vessie ; quand le corps a une pointe un peu aigüe, il s'enfonce dans l'épaisseur des parois de l'urèthre. — Mais les choses ne se passent pas toujours ainsi ; j'ai eu l'occasion d'observer un certain nombre de cas de corps étrangers de l'urèthre et de la vessie dans lesquels la progression avait eu lieu sans le concours de l'érection, celle-ci ayant fait complétement défaut ; dans ces cas, il faut bien admettre que le malade est involontairement le vrai coupable de la migration du corps étranger ; le tiraillement de la verge fait glisser sur ce corps la muqueuse, en même temps qu'il allonge la portion antérieure de l'urèthre; et quand ce tiraillement vient à cesser, le corps étranger se trouve en contact avec des points de la muqueuse de plus en plus reculés; de plus, cette traction écarte l'une de l'autre les parois du canal; cet écartement est surtout sensible à l'endroit où commence la courbure fixe de l'urèthre, et le corps étranger trouvant ainsi une voie plus facile, tend à s'y engager : lorsqu'il approche de cette courbure fixe, il est entraîné par une sorte d'aspiration, d'attraction produite par la contraction des muscles du périnée, et principalement celle du bulbo-caverneux et des ischio-caverneux, qui prennent leur point fixe en arrière, et embrassent médiatement le corps étranger par leur partie antérieure ; ce corps chemine ainsi de proche en proche sur les parties profondes , et peut arriver jusque dans la vessie.

La tuméfaction considérable , l'écoulement sanguinolent qui devient bientôt purulent, la dysurie, font soupçonner l'existence des corps étrangers de l'urèthre , et le cathétérisme vient compléter le diagnostic. La présence de ces corps engendre des phlegmons, des abcès, quelquefois même la gangrène du pénis , que peut amener une tuméfaction considérable de l'organe. Si la réaction inflammatoire est modérée , si le corps étranger n'est pas trop volumineux pour entraver sérieusement le cours des urines, il sera supporté pendant un certain temps par le malade , et s'incrustera de sels calcaires.

L'extraction des corps étrangers venus du dehors dépend de leur nature. Ceux qui sont résistants et à extrémité mousse peuvent être retirés avec les différentes pinces urèthrales que je mets sous vos yeux : la pince dite de Hunter, bien que Scultet l'ait décrite longtemps avant lui , les pinces de Mathieu , de Collin sont les instruments dont vous devez vous servir. Mais la nature et la forme de quelques corps étrangers nécessitent l'emploi de certains artifices opératoires. S'il s'agit d'une aiguille , on la fait sortir par transfixion en recourbant la verge; mis il est prudent de fixer la tête de l'aiguille , afin de préserver le mieux possible la paroi supérieure du canal. Si l'aiguille est dans la région membraneuse , on aide à sa sortie en la poussant au dehors avec l'index introduit dans le rectum , ainsi qu'à pu le faire Dieffenbach. Le même procédé serait appliqué à l'extraction d'une épingle; si la tête est volumineuse, on coupe l'épingle au ras de la peau , et la tête sort par le méat, entrainée qu'elle est par le jet d'urine.

Boinet, après avoir fait traverser par l'épingle la paroi inférieure de l'urèthre , la fait basculer, de manière à ce que la tête regarde le méat : elle est ensuite enlevée avec une pince uréthrale.

Caudmont cherche à dégager la pointe de l'épingle , puis il enfonce dans le canal une bougie armée d'une petite boule de cire, dans laquelle se fixe la pointe du corps étranger qui est ainsi attiré au dehors.

Dans le cas de corps étranger constitué par un épi de céréale, on peut avoir recours à un procédé analogue à celui que Marchettis employa pour extraire une queue de porc introduite dans le rectum d'une fille publique : l'épi est retenu par un fil que l'on fait passer dans une canule d'argent huilée , celle-ci est enfoncée entre l'épi et les parois du canal ; le tout est retiré simultanément (VOILLEMIER).

Si tous ces artifices , et d'autres que l'inspiration du moment vous fera inventer restent sans succès , vous serez obligés d'inciser le canal ; vous pratiquerez cette incision comme s'il s'agissait d'une opération d'uréthrotomie externe, après vous être bien assurés de la position exacte du corps étranger.

Les corps étrangers qui se développent sur place dans l'urèthre sont de deux sortes : les uns sont des concrétions qui ont leur point de départ dans le tissu de la prostate , les autres sont de véritables calculs qui se forment dans le canal, ou dans une dilatation sous forme de poche urineuse et communiquant avec l'intérieur de l'urèthre. Les concrétions prostatiques se rencontrent dans l'âge moyen de la vie et dans la vieillesse ; leur nombre et leur volume sont variables ; il en est de même de leur couleur ; souvent d'un brun marron, ils peuvent être rougeâtres, de couleur bistre ou gris blancs ; leur forme est souvent irrégulière, leur siége de prédilection est dans les conduits prostatiques. Elles sont d'ordinaire constituées par des couches concentriques de matière protéïque mélangée de phosphate et de carbonate de chaux, comme les concrétions analogues que l'on rencontre dans les glandes de Méibomius, les glandes salivaires, les amygdales. Il ne faut pas les confondre avec les phlébolithes, sortes de concrétions des veines de la prostate, arrondies ou ovoïdes, situées de préférence sur les parties latérales et postérieures de la glande. Ces concrétions peuvent occasionner une gêne fonctionnelle, et des phénomènes d'ulcération. L'extraction par l'urèthre avec une pince uréthrale doit être tentée chaque fois que le cathétérisme avec une sonde métallique indique que la concrétion fait saillie dans le canal.

Les autres corps étrangers développés dans le canal sont de véritables calculs, formés par des agrégats non stratifiés de sels calcaires, et presqu'exclusivement par du phosphate de chaux ; ceux qui possèdent un noyau d'acide urique ou d'oxalate de chaux ne sont pas entièrement formés dans l'urèthre ; ce noyau est constitué par un calcul d'origine rénale, qui s'est arrêté dans le canal lors de son expulsion spontanée, et s'y est accru par l'accumulation de phosphate calcaire.

Les calculs qui prennent leur origine dans l'urèthre, se développent dans les diverticules ou les poches urineuses qui succèdent quelquefois à l'uréthrotomie interne ou aux abcès urineux ; ils ont bien plus de tendance à se faire jour par la peau, qu'à proéminer vers l'intérieur du canal ; leur traitement se confond avec celui de la troisième classe des corps étrangers qui, venant de la vessie, se sont arrêtés et fixés dans un point du canal ; on les rencontre surtout dans la région membraneuse, et dans la fosse naviculaire ; leur forme est allongée, leur accroissement se fait principalement dans le sens de la longueur, par l'addition de couches successives de sels calcaires. Si le calcul siége dans la région prostatique, il forme, en se développant du côté de la vessie, une sorte de pierre en champignon ou en bouton de chemise, qui présente un étranglement au niveau du col ; la portion de la pierre qui proémine dans la vessie ressemble à un caillou aplati ; celle qui demeure dans la région prostatique est ordinairement allongée. Le diagnostic de ces calculs est en général facile, la sonde métallique donne la notion de leur existence. Il est quelquefois peu aisé, dans le cas de calcul de la région prostatique, de décider si le calcul n'est pas un calcul vésical, situé près du col : le doigt introduit dans le rectum soulèvera la prostate vers le pubis, pendant qu'avec la sonde on cherchera à se rendre compte du point précis où elle a rencontré le calcul.

Un grand nombre de ces corps étrangers de l'urèthre sont constitués par des fragments de calculs provenant d'une lithotritie ; leur arrêt dépend bien plus alors de leurs irrégularités et de leurs angles saillants que de leur volume. Dans ces cas, il n'est pas rare d'observer une douleur vive et un léger écoulement de sang ; la dysurie est constante, mais la rétention est très-rare. Le calcul peut se loger dans une dilatation du canal, principalement chez les enfants; d'autrefois, il s'enkyste; ou bien il provoque des phénomènes d'irritation, et engendre ainsi des abcès avec toutes leurs conséquences.

Si le calcul est petit, on parviendra souvent à l'extraire avec une pince uréthrale, ou avec la curette articulée de Leroy; mais presque toujours il sera utile ou même nécessaire de le morceller; cette opération se pratique avec l'un des brise-pierres que je mets sous vos yeux. Lorsque le calcul est petit et dépourvu d'arêtes saillantes, vous pourrez essayer de le faire sortir par le moyen suivant : dilatez la portion du canal située en avant du calcul; puis fermez avec le doigt le méat urinaire, en recommandant au malade de faire de violents efforts d'expulsion : débouchez brusquement le méat, et le calcul sera entraîné avec le flot d'urine. (THOMPSON).

Les corps étrangers de la vessie sont fréquents et variés. Le professeur Denucé, de Bordeaux, a publié en 1856 un mémoire basé sur l'analyse de 420 observations parmi lesquelles nous trouvons 258 cas de corps étrangers introduits par l'urèthre et dans un but inavouable. Ces corps étrangers sont tantôt des débris d'instruments, ou des esquilles, des corps métalliques, des débris de vêtements entraînés par un projectile de guerre, des épingles, des aiguilles surtout chez la femme, où elles arrivent dans la vessie par l'urèthre, ou les cloisons vaginales; des débris de grossesse extrà utérine; enfin, tous les objets que nous avons vu précédemment constituer les corps étrangers de l'uréthre. Ces corps se recouvrent d'inscrustations calcaires, et deviennent ainsi des noyaux de calculs. La gutta percha semble faire exception : Phillips a retiré deux fragments de sonde en gutta percha qui avaient séjourné deux ans dans la vessie, sans présenter d'altération ni d'inscrutations calcaires. Lorsque les corps étrangers affectent une forme allongée, l'accumulation des couches calcaires se fait de préférence vers le milieu de leur longueur, et l'on a des calculs ovoïdes. Les signes de ces corps étrangers se confondent avec ceux des calculs de la vessie, que nous étudierons bientôt avec détails. Quelquefois le corps est entraîné par un flot d'urine ; les aiguilles peuvent traverser les tissus sans laisser de traces de leur passage ; parfois cependant, l'irritation excitée à la partie postérieure et au bas fond de la vessie engendre un phlegmon périvésical, ou une phlébite et l'infection purulente.

L'extraction de ces corps étrangers peut se faire par une plaie existante, comme dans le cas de plaie par arme à feu ; par l'urèthre, surtout chez la femme, où la dilatation du canal est chose facile ; chez l'homme on est souvent obligé d'employer les instruments spéciaux que je vous présente, tels que les duplicateurs et les redresseurs. Parmi les duplicateurs, nous remarquons surtout ceux de Mercier et du professeur Courty, le premier pour les sondes, le second pour les épingles ; les redresseurs saisissent le corps étranger et le font basculer, pour amener sa grande dimension dans le sens de l'axe de l'instrument ; voici ceux de Leroy, de Mathieu, de Collin. Vous vous servirez avec avantage dans presque tous les cas du brise-pierre explorateur à bec plat, dont la manœuvre a été parfaitement tracée par Caudmont, dans un travail inséré en 1849 dans la gazette des hôpitaux : saisissez le corps étranger et amenez-le vers le col de la vessie ; s'il n'est pas pris dans le sens de sa longueur, il buttera contre le col ; le brise-pierre tournera alors sur son axe du côté du bout le plus court ; desserrez un peu les mors du brise-pierre, et engagez-les légèrement dans le col de la vessie, en les tournant un peu du côté où le corps étranger fait la saillie la plus courte, c'est-à-dire du côté même où le brise-pierre a tourné, vous arriverez ainsi rapidement à produire le redressement. Si vous n'y parvenez pas, laissez le corps étranger retomber dans la vessie, et tâchez de le saisir d'une manière plus convenable. Dans le cas où toutes ces manœuvres sont inutiles ou contrindiquées, vous pratiquerez l'opération de la taille.

DOUZIÈME LEÇON.

De l'Hypertrophie de la Prostate.

Messieurs ,

Les maladies de la prostate occupent une place considérable dans l'étude des causes de la dysurie. Je vous ai décrit précédemment les inflammations et les suppurations de cet organe ; je vais vous entretenir aujourd'hui d'autres lésions qui, en modifiant la direction et le calibre de l'urèthre , apportent des troubles très-sérieux dans l'accomplissement des fonctions de l'appareil urinaire.

Les tumeurs malignes de la prostate sont très-rares : on y trouve toutes les formes anatomiques , mais surtout le carcinôme encéphaloïde. Leurs symptômes sont ceux d'une obstruction prostatique à marche rapide ; c'est par voie d'exclusion que l'on peut arriver à établir le diagnostic de ces tumeurs , comme celui des tumeurs de la vessie.

Il n'en est pas de même de l'hypertrophie prostatique , et cette maladie commande toute votre attention par sa fréquence , son allure spéciale, l'ensemble des phénomènes qui l'accompagnent ou qui la suivent , enfin par les indications que son traitement réclame. Elle consiste dans une augmentation de volume , de poids et de consistance de la prostate , sans altération intime de texture ; toutes les causes qui amènent le sang en plus grande quantité dans l'organe conduisent indirectement à l'hypertrophie prostatique, comme les causes analogues agissent pour produire l'hypertrophie utérine, avec laquelle la maladie dont nous nous occupons offre de nombreuses ressemblances au point de vue pathogénique. Le volume d'une prostate hypertrophiée peut être considérable, et égaler celui du poing. On a observé isolément l'hypertrophie glandulaire, musculaire, et celle des cloisons fibreuses ; le plus ordinairement l'hypertrophie est musculo-fibreuse, se rapprochant ainsi de la constitution des corps fibreux de l'utérus. Il n'est pas rare de rencontrer au milieu de la prostate hypertrophiée de petites masses arrondies, composées d'éléments identiques à ceux qui constituent la prostate elle-même ; lorsque ces masses se forment dans la portion de l'organe qui avoisine la muqueuse de l'urèthre, elles s'y développent considérablement, et font quelquefois saillie dans le canal, en revêtant l'aspect de polypes plus ou moins pédiculés ; telle est l'origine de la plupart des tumeurs dites bénignes et des excroissances de la prostate.

L'hypertrophie peut être générale et uniforme, ou partielle ; dans ce dernier cas, elle peut affecter l'un des lobes, ou symétriquement les deux lobes, ou se montrer principalement sur la ligne médiane dans la portion sus-montanale ; elle forme alors ce qu'Everard Home a décrit sous le nom d'hypertrophie partielle du lobe moyen ; cette hypertrophie sus-montanale, en soulevant la partie inférieure du col de la vessie, constitue la variété la plus commune de ce qu'on appelle barre au col de la vessie, ou, avec Civiale, barrière uréthro-vésicale, ou encore, avec Mercier, valvule uréthro-prostatique ; la seconde forme de cette valvule ou barre étant dûe au refoulement de la muqueuse de la partie inférieure du col , par l'hypertrophie des éléments musculaires et fibreux de la luette vésicale , sous l'influence d'une irritation de longue durée.

La valvule uréthro-prostatique d'origine hypertrophique n'est pas la seule condition anatomique qui rende difficile l'entrée de la sonde dans la vessie ; le col est, par le fait même d'une hypertrophie un peu considérable , porté en haut et en arrière de la symphyse ; la prostate ne pouvant se déplacer du côté du périnée à cause de la résistance des plans fibreux refoule en haut la vessie ; la portion prostatique s'allonge donc dans l'hypertrophie et cet allongement peut atteindre 3 centimètres et plus.

Dans l'hypertrophie partielle unilatérale , le canal est dévié ; il s'incurve de telle sorte que la convexité de la courbe anormale regarde du côté opposé à celui du lobe hypertrophié. L'irrégularité de l'hypertrophie modifie souvent cette incurvation , et l'on a des déviations bizarres de l'urèthre en demi-lune, en zigzag , non-seulement dans le sens transversal, mais encore dans celui de la verticalité du canal ; cela vous donne une idée de la difficulté du cathétérisme. Souvent le calibre du canal est augmenté, surtout dans sa portion sus-montanale , et le col prend une disposition infundibuliforme , avec modifications dans les dimensions , et la disposition de sa partie inférieure en luette vésicale, ainsi que nous l'avons vu plus haut ; cette luette, convertie en une véritable valvule ou barre, affecte des formes variées , en rapport avec le développement de la lésion prostatique.

Il n'est pas étonnant que, grâce à ce développement parfois excessif, la prostate exerce des phénomènes de compression sur les organes voisins, et en particulier sur les vésicules séminales, les canaux éjaculateurs, le rectum, et c'est à l'effet de la compression sur ce dernier viscère que les fèces doivent quelquefois leur aspect rubané ; gardez-vous toutefois de prendre ce signe comme caractéristique de l'hypertrophie, et soyez persuadés qu'on en a singulièrement exagéré la fréquence et l'importance. Ces phénomènes de compression sont surtout remarquables par les effets qu'ils produisent sur le canal de l'urèthre ; je vous ai déjà parlé des déviations du canal ; lorsque l'hypertrophie est bilatérale et symétrique, l'axe du canal n'est guère modifié, mais l'urèthre se trouve aplati latéralement ; quelquefois même son calibre est en grande partie effacé, lorsque ces deux portions symétriquement développées arrivent en contact ; de plus, leur faces correspondantes peuvent s'ulcérer, se souder, et réduire considérablement les dimensions du conduit : on a vu cette soudure former une sorte de pont, séparant horizontalement le canal en deux portions, l'une supérieure, l'autre inférieure.

De pareilles lésions amènent rapidement la dysurie et toutes ses suites ; elle sera plus prononcée lorsque l'hypertrophie portera sur la portion sus-montanale de la prostate, et occasionnera ainsi la variété principale de valvule uréthro-prostatique, laquelle tôt ou tard produira la rétention d'urine soit absolue, soit avec regorgement ; d'ailleurs l'irritation de voisinage déterminera l'hypertrophie des éléments fibro-musculaires du col, cause nouvelle de barrière uréthro-vésicale ; la vessie habituellement distendue sera frappée d'inertie, elle ne se videra plus complètement, et vous ne tarderez pas à observer les conséquences de la stagnation de l'urine dont je vous ai parlé en étudiant la cystite chronique. Lorsque le col est dilaté en entonnoir par une hypertrophie générale et excentrique, l'incontinence d'urine peut se produire, mais en général l'incontinence est plus apparente que réelle; habituellement en effet elle traduit le phénomène du regorgement. Vous pouvez maintenant comprendre comment une hypertrophie sus-montanale légère peut être suivie de rétention d'urine complète, alors qu'une hypertrophie bien plus considérable, mais uni-latérale, ne déterminera qu'une simple déviation du canal, alors même qu'une prostate énorme, mais uniformément développée, pourra n'amener que de légers troubles dans l'émission de l'urine. Vous comprenez également comment le cathétérisme peut donner la notion exacte du siége et de la variété de l'hypertrophie; le changement de direction du pavillon de la sonde coudée vous fera apprécier la déviation du canal; l'examen de cette déviation et de la profondeur à laquelle elle commence, indiquera le volume et la situation de la tumeur. Si la sonde ne subit pas de changement de direction, mais se trouve serrée et avance difficilement dans l'urèthre, vous songerez à une hypertrophie latérale et symétrique; dans l'hypertrophie sus-montanale, l'obstacle vous paraîtra plus profond que dans l'hypertrophie latérale, moins profond que dans la valvule uréthro-prostatique simple : vous reconnaîtrez cette dernière au mouvement brusque de secousse que vous sentirez au moment où la sonde retirée de la vessie franchit l'obstacle, secousse qui fait défaut lorsque la tumeur est constituée par une simple saillie du lobe moyen : néanmoins vous n'oublierez pas que souvent ces deux états se confondent, et qu'ordinairement la valvulve uréthro-prostatique reconnaît comme cause l'hyperthrophie du lobe moyen de la prostate.

L'hypertrophie prostatique n'offre pas toujours à son début les mêmes symptômes : tantôt ce début est brusque, et il se traduit immédiatement par la rétention d'urine ; le plus souvent la dysurie est progressive ; la projection du jet est moins forte, et si vous me permettez cette expression triviale, le malade pisse sur ces bottes ; plus il pousse, et plus il a de la difficulté d'uriner, parce que le liquide refoulé par la vessie chasse au-devant de lui la valvule uréthro-prostatique, qui vient fermer l'orifice uréthral à la manière d'une soupape. Des phénomènes inverses s'observent dans le rétrécissement de l'urèthre, où le calibre du jet est diminué bien plus que la force de projection, qui croît au contraire avec les efforts du malade. Habituellement il y a de la douleur avant la miction, douleur qui cesse immédiatement après, contrairement à ce qui a lieu dans la prostatite chronique et les calculs de la vessie ; l'urine ne contient jamais de sang à la fin de la miction. Les envies d'uriner sont fréquentes, surtout la nuit ; une certaine chaleur au col de la vessie, des besoins répétés de défécation accompagnés d'une sensation particulière de pesanteur à l'anus, des douleurs vagues irradiées au périnée et dans tout le bassin, tels sont les principaux phénomènes subjectifs qui traduisent l'hypertrophie prostatique. Selon le mode de production et de développement de la lésion, on peut avoir la rétention, l'incontinence ou le regorgement d'urine ; de ces trois formes l'incontinence vraie est la plus rare et semble nécessiter une hypertrophie généralisée uniforme et de longue date ; le regorgement est très-fréquent et d'autant plus important à connaître qu'il est souvent trompeur, et laisse croire à une incontinence ; les conséquences d'une pareille méprise sont graves ; vous avez heureusement dans le cathétérisme le moyen de l'éviter. Le toucher rectal permet d'apprécier le degré de l'augmentation de volume, et il peut se faire que dans une hypertrophie considérable le doigt n'arrive pas à atteindre la partie supérieure de la prostate. Combiné avec le cathétérisme, le toucher rectal peut fournir des renseignements utiles pour l'appréciation de la variété d'hypertrophie.

La cystite chronique par stagnation de l'urine est une des complications les plus habituelles de l'hypertrophie prostatique ; elle devient à son tour la cause d'états pathologiques divers parmi lesquels on rencontre la production de calculs phosphatiques. Le plus souvent, ces calculs ont une certaine consistance ; mais quelquefois, ils sont constitués par une matière mollasse ressemblant à du mortier ; ils viennent se cacher dans le cul de sac formé par le bas fond de la vessie derrière la prostate hypertrophiée, et leur diagnostic peut être difficile ; le changement de position du malade, l'emploi simultané du toucher rectal et de la sonde sont parfois des moyens utiles à employer pour en établir la certitude. L'hypertrophie prostatique est encore une source de difficultés dans l'opération de la taille, ou dans la lithotritie.

Bien des causes ont été invoquées pour expliquer la pathogénie de l'hypertrophie de la prostate ; la plupart d'entre elles l'ont été gratuitement ; ainsi, l'inflammation ne saurait être une cause d'hypertrophie, puisque les produits plastiques qu'elle engendre sont d'ordinaire rétractiles : voyez

plutôt les rétrécissements fibreux de l'urèthre ; la stase vei-
neuse n'est pas non plus une cause d'hypertrophie , car elle
n'augmente guère l'activité nutritive d'un tissu ; l'influence
de la goutte, du rhumatisme, de la syphilis n'est nullement
démontrée, mais je ne saurais admettre le même raisonne-
ment pour les excés vénériens ; ces excès facilitent incon-
testablement l'apport du sang artériel dans les organes génitaux, et sollicitent les contractions des éléments musculaires
de la prostate : ces deux phénomènes, par leur répétition,
sont de nature à favoriser le développement hypertrophique
de la prostate.

L'hypertrophie prostatique appartient à un âge avancé ;
sur vingt hommes âgés de 55 à 65 ans, il y en a au moins
un qui est atteint de cette affection : rarement elle débute
après 65 ans. (Thompson.)

Nous venons de voir que la conséquence la plus sérieuse
de l'hypertrophie prostatique est la stagnation de l'urine
dans la vessie ; c'est d'elle que découle l'indication principale du traitement. Je ne reviendrai pas sur la manière
de pratiquer le cathétérisme, ni sur les instruments dont
vous devez vous servir : je vous renvoie à nos leçons sur
le cathétérisme ; mais je vais résumer en quelques mots
les indications principales du traitement de l'hypertrophie
prostatique. Videz complètement la vessie au moins une
fois par jour ; apprenez au malade à se sonder, car il ne
doit jamais se séparer de sa sonde : autant que possible,
servez-vous de sondes molles : ne laissez jamais de sonde
à demeure, à moins de nécessité absolue, comme lorsqu'il
s'agit de redresser une déviation (je vous démontrerai plus
tard la possibilité du fait) : si l'état du canal le permet, le

traitement mécanique par le passage fréquent de grosses sondes sera utile : rappelez-vous que l'évacuation rapide d'une grande quantité d'urine, le malade étant debout, peut être suivie d'accidents graves, parfois de mort subite : rappelez-vous encore que la fièvre est souvent le résultat d'une modification brusque de la vessie, à la suite de l'évacuation totale de l'urine dans les cas de rétention extrême. Néanmoins, ne temporisez jamais lorsque vous vous trouverez en présence d'une rétention complète ; l'opium, les bains chauds, les antiphlogistiques pourront vaincre une rétention d'urine d'origine inflammatoire, mais ils aggraveront presque toujours la rétention d'origine prostatique ; dans ces cas, si le cathétérisme demeure impossible, pratiquez la ponction de la vessie. Contre les complications vésicales si fréquentes dans l'hypertrophie de la prostate, employez la série des moyens que je vous ai indiqués en parlant de la cystite chronique : il en sera de même du traitement général.

Vous devez compter pour peu de chose l'action des médicaments dits fondants et résolutifs ; quant à la faradisation localisée et aux courants continus, vous pouvez les essayer, puisqu'on a publié des cas d'amélioration ; je vous ferai toutefois remarquer que l'électricité agit surtout sur les tuméfactions d'origine inflammatoire qui se développent avant l'âge auquel apparaît l'hypertrophie ; je vous ai dit, dans mon cours de médecine opératoire de l'année dernière, quel merveilleux parti on a su tirer, depuis quelques années, de l'emploi de l'électricité dans le traitement de l'inflammation chronique en général.

Je vous parlerai, en terminant, de l'incision de la valvule

uréthro-prostatique. Depuis longtemps, M. Mercier a préconisé cette opération qu'il a pratiquée un grand nombre de fois avec succès : je vous présente les instruments dont il se sert pour inciser ou exciser cette valvule et remédier ainsi à la dysurie, qui est le résultat de son développement.

Cette opération me paraît appelée à rendre des services très-réels, principalement dans les cas où une cystite chronique par stagnation vient compliquer la maladie première. Je vous ai dit que l'on avait proposé la cystotomie comme traitement curatif des cystites rebelles à tous les autres moyens ; peut être arriverait-on au même résultat par la simple incision de la barre au col de la vessie, avec l'instrument de Mercier : l'avenir nous démontrera la valeur du procédé.

TREIZIÈME LEÇON.

**Poches urineuses. — Infiltration d'urine.
Abcès urineux. — Fistules urinaires.**

Messieurs,

Les poches urineuses, l'infiltration d'urine, les abcès
urineux, les fistules urinaires constituent souvent une série
d'actes pathologiques qui paraissent comme les degrés suc-
cessifs d'une même affection. Néanmoins chacun de ces états
peut se montrer isolément, et sans trait d'union pathogénique
avec ceux qui le précèdent ou qui le suivent.

Les poches urineuses sont des diverticules des parois de
l'urèthre, ou des cavités anfractueuses qui communiquent
avec l'intérieur du canal. Les unes résultent d'une simple
dilatation du canal derrière un obstacle comme l'atrésie du
méat, ou un rétrécissement, un calcul de l'urèthre, un
corps étranger. La stagnation de l'urine peut, surtout lorsqu'il existe une inflammation de la muqueuse, y déterminer
la formation de dépôt calcaire, et nous avons vu dernière-
ment qu'un certain nombre de calculs de l'uréthre reconnaissent cette origine. En général, la disparition de l'obstacle fera disparaître la poche urineuse par dilatation. Les
autres ont pour point de départ une perforation du canal
soit par un instrument, dans le cas de fausse route, soit

par un épanchement sanguin ou un abcès péri-uréthral : si le processus ulcératif de l'abès s'accomplit en même temps vers les téguments, on a une fistule urinaire. Ces dernières poches sont donc des cavités circonscrites de toute part par les tissus ambiants, et n'ont d'autres rapports avec le canal que l'orifice de communication ; elles sont anfractueuses, et n'affectent pas la régularité des poches par dilatation ; de plus, les symptômes qu'elles présentent sont bien différents, et en rapport avec leur mode de formation. Tandis que dans les poches par dilatation l'urine coule claire pendant longtemps et ne s'altère que par un séjour plus ou moins long dans le diverticule, dans les poches par perforation, au contraire, on a comme signe du début l'écoulement de sang ou de pus sanieux ; puis l'urine devient purulente, en entraînant les produits de suppuration qui se forment incessamment dans la cavité. La pression avec le doigt suffit pour vider la dilatation, elle ne suffit pas toujours pour évacuer complètement les liquides qui remplissent les poches péri-uréthrales. Le traitement de ces deux variétés diffère également : bien souvent on peut remédier à la poche par dilatation au moyen du cathétérisme fréquent, la guérison de l'obstacle et la dilatation du canal en avant de la poche, la mise à demeure d'une sonde de gros calibre ; on ne peut souvent guérir la poche d'origine ulcérative que par un large débridement qui la transforme en fistule urinaire, laquelle est traitée ultérieurement.

L'infiltration d'urine reconnaît nécessairement comme cause une solution de continuité des voies urinaires. Si la perforation porte sur la vessie, comme dans la ponction, la taille, la rupture, une perforation spontanée du réservoir de l'urine, l'infiltration débutera par le tissu cellulaire du bassin ; si la lésion siége au-dessus de l'aponévrose moyenne du périnée, l'infiltration se portera vers le périnée postérieur, par le tissu cellulaire péri-rectal et celui des fosses ischio-rectales, au pourtour de l'anus, en arrière du transverse superficiel du périnée ; les lésions de la prostate et de la partie postérieure de la région membraneuse de l'urèthre donnent lieu à cette variété d'infiltration ; si, enfin, l'érosion ou la plaie se trouvent au-dessous de l'aponévrose moyenne, et c'est le cas le plus fréquent, l'urine s'accumulera dans le périnée antérieur, puis à la région scrotale, à la partie inférieure de l'abdomen ; de là, l'infiltration peut s'étendre aux cuisses, aux lombes, au thorax ; on l'a vue remonter jusque dans le creux de l'aisselle. Une pareille étendue ne peut exister qu'avec une large perte de substance et un obstacle considérable en un point du canal situé en avant d'elle. Il ne suffit pas, en effet, d'une simple solution de continuité pour que l'infiltration puisse se produire, et la preuve, c'est qu'à la suite de l'uréthrotomie ou de la taille, où l'on a de larges plaies, l'infiltration d'urine est très-rare ; il faut encore l'existence d'un obstacle sérieux au libre écoulement de l'urine ; ce liquide se trouvant compris entre la force active des contractions vésicales et la force passive qui résulte de la résistance de l'obstacle, rencontre dans la plaie une voie d'échappement ; chaque poussée vésicale chasse un nouveau flot de liquide qui se répand dans le tissu cellulaire aréolaire et en décolle les différents plans, jusqu'à ce que les aponévroses le limitent, ou lui fassent subir un changement de direction. Quelquefois même, et cela arrive surtout lorsque l'infiltration se fait sourdement, avec lenteur, les aponévroses ne résistent pas ; l'urine frappe de gangrène tous les tissus qu'elle rencontre, et les détruit. Cependant, rappelez-vous que cette gangrène, cette destruction des tissus infiltrés par l'urine, ne se présente pas toujours de la même manière. et avec une intensité et une propagation égales : c'est principalement l'urine altérée, alcaline ou ammoniacale qui produit de pareilles lésions, avec une énergie et une rapidité incroyables. Or, l'urine est presque toujours altérée dans les cas de rétrécissements sérieux, et ces rétrécissements sont les causes les plus habituelles de l'infiltration d'urine : la muqueuse s'enflamme mécaniquement en arrière du rétrécissement, l'urine altérée irrite à son tour cette muqueuse, et une destruction par processus ulcératif se fait dans un des points de la membrane enflammée : dès lors, la porte est ouverte à l'infiltration ; on constate bientôt un gonflement œdémateux, puis rouge, tendu, luisant, offrant un empâtement caractéristique et très douloureux à la pression. Bientôt la tumeur se ramollit, elle devient fluctuante, et quelquefois même on perçoit avec la fluctuation une sorte de crépitation ou de gargouillement, indice de développement de gaz dans un foyer gangréneux. En même temps, le malade présente des signes non équivoques de résorption urineuse ; la sueur et l'haleine prennent une odeur fétide ; tous les accidents de la fièvre urineuse éclatent et marchent avec une grande rapidité ; les tissus envahis par l'infiltration se gangrènent, et les produits septiques qu'engendre leur mortification viennent ajouter leur action toxique à celle de l'urine.

La marche de la maladie ressemble à celle d'un phlegmon

diffus d'une gravité extrême, et vous voyez quelquefois des malades qui, après avoir présenté sous l'influence d'un traitement rationnel une amélioration notable, meurent d'épuisement par l'abondance de la suppuration.

D'autrefois, l'infiltration d'urine produit des lésions plus circonscrites : si, par exemple, elle se fait lentement, en petite quantité, par une perforation étroite et oblique à la direction du canal, elle peut provoquer une inflammation adhésive dans le tissu cellulaire qui limite la tumeur et la constituer à l'état d'abcès urineux. Une pareille lésion peut, pendant quelque temps, rester méconnue, surtout si son point de départ est dans la région prostatique, ou dans la portion supérieure de la région membraneuse ; mais bientôt la collection purulente tend à fuser dans le tissu cellulaire péri-rectal, dans les fosses ischio-rectales, et vient faire saillie sous la peau qui avoisine l'anus ; cette peau se gangrène, s'ulcère, et si le malade résiste à de pareils désordres, ce n'est que pour guérir avec une des variétés les plus rebelles de fistule urinaire. Si le point de départ de la lésion se trouve en avant de l'aponévrose moyenne, ce qui a lieu le plus ordinairement, l'abcès urineux vient faire saillie dans le périnée antérieur ; là on peut le constater beaucoup plus tôt et plus aisément que dans les cas qui précèdent.

Ces abcès peuvent se vider dans le canal et donner lieu à un écoulement qui simule une uréthrite ; puis, si l'obstacle du canal est considérable, le travail phlegmasique gagne la peau, l'ulcère, et l'on a une fistule urinaire.

L'infiltration d'urine soit généralisée, soit localisée, et aboutissant dans ce cas à un abcès urineux, réclame l'intervention chirurgicale immédiate. N'allez pas perdre votre temps à essayer de combattre par le quinine, l'aconit et les différents agents antifébriles, les phénomènes graves que traduit l'état général du malade ; allez droit au point de départ, et incisez franchement et largement les tissus atteints par l'infiltration ; poursuivez-la jusque dans ses points les plus reculés ; vous préviendrez ainsi des désordres plus étendus, et vous mettrez fin à l'empoisonnement urineux ; vous aurez d'autant plus de chance de réussite que votre intervention sera plus hâtive. Par des incisions suffisantes, vous procurez la sortie libre de l'urine, et vous enrayez l'infiltration ; par le débridement, vous supprimez l'étranglement et le contact irritant, deux causes de gangrène ; enfin, vous vous opposez à la résorption de nouvelles quantités d'urine, et vous limitez l'intoxication au degré qu'elle avait atteint avant votre intervention.

Procédez donc largement dans la pratique des incisions ; multipliez-les, faites-les suffisamment profondes ; n'oubliez pas que, ainsi que le dit Thompson, c'est en pleine urine et non en pleine chair que vous coupez ; une incision qui paraît énorme, semble relativement petite après le dégorgement. Puis, après quelques jours, occupez-vous de rétablir le calibre du canal, et de lever l'obstacle qui avait été la cause première de tout le mal ; franchissez et dilatez le rétrécissement, et si cela est impossible, profitez d'une incision favorable pour pratiquer l'uréthrotomie externe. Enfin, si l'intervention a été tardive et si la gangrène a produit une destruction plus ou moins étendue, favorisez l'élimination des parties mortifiées et la cicatrisation ; et alors, n'oubliez pas de veiller à l'état général de votre malade.

Le meilleur moyen de prévenir une fistule est dans l'établissement à demeure d'une sonde.

Les fistules sont les suites fréquentes des solutions de continuité des voies urinaires.

Leurs variétés sont nombreuses ; les unes sont communes à l'homme et à la femme, d'autres particulières à cette dernière ; d'autres enfin sont spéciales à l'homme ; c'est de celles-ci que je m'occuperai aujourd'hui.

Les fistules vésicales s'ouvrent dans le rectum ou au périnée ; les premières sont bien plus fréquentes, et elles reconnaissent comme cause la taille rectale, la ponction rectale, les corps étrangers, les calculs ; des abcès ou une dégénérescence cancéreuse de la cloison recto-vésicale peuvent encore leur donner naissance. Un orifice large livre passage à la plus grande partie de l'urine, aux matières et aux gazs ; ces deux erreurs de lieu dans le séjour des produits excrémentitiels amènent des résultats fort graves, en particulier des diarrhées persistantes, le catarrhe de vessie, des phlegmons ; la gravité de ces résultats est augmentée par l'incurabilité habituelle de ces fistules ; cette incurabilité dépend en grande partie de la difficulté de la manœuvre des instruments. Dans une petite fistule, on emploiera avec avantage la sonde à demeure ; on a également proposé la cautérisation du pertuis avec le galvano-cautère. La position a réussi à Thompson chez un officier porteur de fistule rectale suite d'abcès ; il guérit parfaitement en six semaines, en se mettant constamment sur le ventre pour uriner ; mais dans deux autres cas, Thompson a vu ce moyen échouer. En résumé, dans ces fistules comme dans toutes les autres, la première indication du traitement consiste à supprimer le passage de l'urine par le trajet anormal.

Les fistules de l'urèthre ont été divisées en un grand nombre d'espèces : avec Voillemier, je crois qu'il faut rejeter comme arbitraire et dénuée de toute utilité pratique la division classique en fistules complètes, borgnes externes, borgnes internes : les secondes ne sont pas des fistules urinaires, puisque l'urine n'y passe pas ; quant aux fistules borgnes internes, ce sont de véritables poches purulentes, et leur histoire doit être confondue avec celle des poches urineuses. La seule division qui mérite d'être conservée est basée sur le siége ; la fistule urinaire emprunte en effet à ce siége des caractères spéciaux au triple point de vue de la cause, de la pathogénie et du traitement. Vous reconnatirez ainsi trois espèces de fistules uréthrales : les fistules uréthro-rectales, les périnéales, et les péniennes. Les premières sont rares ; on les voit à la suite d'opérations de taille avec blessure de l'intestin, des abcès prostatiques ou périprostatiques ouverts à la fois dans le rectum et dans le canal ; A. Bérard leur insigne comme symptômes : l'écoulement de l'urine par le rectum, le passage de gazs et de matières par l'urèthre ; il faut évidemment un orifice assez large pour permettre entre le rectum et le canal de l'urèthre cet échange contre nature ; lorsque cet orifice spacieux existe, on peut sentir directement la sonde métallique par le toucher rectal. Une telle lésion est à coup sûr fort fâcheuse, mais elle présente moins de gravité qu'une fistule vésico-rectale. On tentera la guérison en procédant de la manière suivante : on commencera par calibrer le canal de l'urèthre ; on pratiquera le cathétérisme à chaque envie d'uriner ; l'orifice de communication sera touché au nitrate d'argent ou à la teinture de cantharide ; s'il est facilement abordable par le rectum, on pratiquera la cautérisation actuelle avec le galvano-cautère. A. Cooper a proposé une large incision s'étendant jusqu'au col de la vessie ; Desault, la section du muscle sphincter : ces derniers moyens sont bien incertains.

Les fistules uréthro-scrotales et uréthro-périnéales se produisent sous l'influence de causes variées ; tantôt, en effet, elles succèdent à un traumatisme, tantôt à un calcul qui, après avoir perforé l'urèthre, s'échappe par le périnée ; le plus ordinairement elles sont consécutives aux ulcérations de la muqueuse en arrière d'un rétrécissement, ulcérations qui amènent les poches urineuses, l'infiltration d'urine, les abcès urineux ; tantôt, enfin, elles succèdent à l'ouverture d'un abcès périuréthral, ouverture qui s'est faite à la fois en dedans et en dehors. Cette variabilité des causes se retrouve dans la disposition de ces fistules ; habituellement l'orifice uréthral est unique, mais les orifices cutanés sont nombreux et souvent très-distants ; on les rencontre à la marge de l'anus, à la région fessière, sur la paroi abdominale antérieure, etc. Leur trajet est souvent sinueux, limité par une membrane épaisse, calleuse, et par des tissus indurés dans une étendue considérable. Elles livrent passage à l'urine, quelquefois au sperme, et un stylet conduit dans leur intérieur peut souvent aller rejoindre une sonde métallique introduite dans l'urèthre. La dilatation, au besoin l'uréthrotomie interne, doivent être employées en premier lieu, puis on continue le traitement par les sondes à demeure, mieux encore par le cathétérisme répété à chaque besoin d'uriner ; le succès dépend de la persévérance et des soins du chirurgien , qui trouvera dans le malade un aide précieux , si ce dernier parvient à se sonder lui-même de manière à ne jamais laisser l'urine s'écouler spontanément. Mais il est des cas où la dilatation et l'uréthrotomie interne ne sont pas praticables ; c'est lorsqu'en avant de la fistule , le canal s'est considérablement rétréci dans une grande étendue ; souvent alors on doit pratiquer l'uréthrotomie externe.

Dans les cas de fistule avec perte de substance , vous pourrez employer l'autoplastie : la première opération de ce genre fut faite par Earle en 1849 : depuis, on cite quelques cas de succès. Il ne faut pas espérer la réunion dès la première opération ; Earle et les chirurgiens qui l'ont imité ont dû la guérison complète à une série d'opérations successives. C'est surtout dans la dernière classe de fistules uréthrales que nous allons étudier, que l'autoplastie trouve des applications heureuses.

Les fistules péniennes sont plus rares que les fistules périnéales ; celles qui sont congénitales , comme l'épispadias et l'hypospadias , ont été l'objet de procédés opératoires variés, et dont l'application a été suivie de succès inespérés ; je m'en occuperai longuement dans mon cours de médecine opératoire de cette année.

Les autres sont accidentelles ; rarement elles sont causées par un rétrécissement , quelquefois elles sont le résultat d'une perte de substance produite par un chancre ; plus souvent elles ont une origine traumatique. Elles présentent deux variétés bien distinctes : les unes sont en boutonnière à bords minces , simple ouverture sans trajet ; les autres représentent de véritables fistules à trajet, offrant un orifice cutané et un orifice muqueux. Cette distinction établie par Boyer, mais surtout par le professeur Verneuil, est très-importante au point de vue du traitement. Presque toutes ces fistules sont accompagnées de la diminution du calibre du canal en avant de la fistule, étroitesse du canal qu'il faut modifier avant de songer à guérir la perte de substance. En général, le trajet fistuleux est court, oblique ; l'orifice externe est en saillie, l'interne en entonnoir. Les lèvres d'une fistule en boutonnière sont quelquefois d'une minceur extrême, condition qui rend leur guérison difficile, et l'un des points les plus délicats de la médecine opératoire.

La réunion a deux ennemis à redouter : l'érection et le contact de l'urine ; dans les vingt-quatre heures qui suivent l'opération, il semble que la guérison soit assurée, mais bientôt la déchirure des points suturés par le gonflement de la verge dans l'érection, la gangrène des lèvres de la plaie par suite du contact de l'urine viennent compromettre le succès. Vous empêcherez l'érection en soumettant votre malade à un traitement préventif par le brômure de potassium ou le brômure de camphre ; vous éviterez le contact de l'urine en mettant une sonde à demeure, ou mieux encore, ainsi que Velpeau l'a conseillé depuis longtemps, par le cathétérisme répété à chaque besoin d'uriner ; une injection d'huile facilitera le passage de la sonde.

La cautérisation des lèvres de la perte de substance rend peu de services, sauf dans les cas où le pertuis fistuleux est excessivement étroit, où lorsque la fistule a un véritable trajet.

La suture a été employée avec succès par Dieffenbach et

Ricord. Le professeur Le Fort a appliqué au traitement d'une fistule uréthro-pénienne le procédé d'autoplastie par la face externe de la peau, qu'il a inventé pour une fistule du larynx ; il enleva les couches superficielles du derme autour de l'ouverture cutanée, aviva les bords de la fistule, et réunit les faces opposées de la peau par des points de suture entre-coupée, la guérison fut complète. D'ailleurs tous les modes d'autoplastie ont été mis en usage : je vous citerai la méthode ancienne, dite de Celse, autoplastie par glissement, avec incisions libératrices ; les procédés dits à tiroirs, d'Alliot et de Gaillard de Poitiers ; la méthode indienne, pratiquée par A. Cooper en 1818 sur un homme du 56 ans, qu'il guérit après plusieurs opérations partielles, et par Delpech en 1830 sur un enfant de 11 ans; l'autoplastie par doublure, appliquée par Sédillot, dans laquelle on constitue avec le prépuce un lambeau de recouvrement, superposé à deux petits lambeaux quadrilatères adhérant aux bords de la fistule, et renversés en dedans de façon que leur face épidermique regarde l'urèthre; Sédillot y joignit la boutonnière périnéale. Cette dernière opération avait d'ailleurs été pratiquée en 1834 par Viguerie de Toulouse, mais elle offre des chances d'accidents, et peut être suivie de l'établissement d'un rétrécissement cicatriciel. Aussi Malgaigne propose-t-il avec raison, dans le cas où l'état des parties commanderait une intervention immédiate, de pratiquer plutôt la ponction sus pubienne et d'y établir une sonde à demeure jusqu'à guérison de la fistule. Il ne faut jamais espérer de guérir d'emblée une fistule en boutonnière; on n'y arrive le plus souvent que par des opérations successives, ou par la transformation de la fistule en

boutonnière en fistule à trajet, laquelle est passible de guérison par la cautérisation. Dans un cas de fistule pénienne,
sur un jeune homme de 15 ans chez lequel la perte de
substance avait été produite par la striction de la verge
avec une ficelle, je séparai par dédoublement les bords de
la fistule en deux feuillets, l'un muqueux, l'autre cutané :
je réunis séparément les lèvres des deux feuillets, faisant
ainsi une sorte de suture à étage, par un procédé analogue
à celui qu'employa plusieurs fois M. Delore, de Lyon. La
fistule, qui mesurait huit millimètres avant l'opération, fut
réduite à un simple pertuis, que j'oblitérai six semaines
après, par une cautérisation avec un stylet rougi à blanc.

QUATORZIÈME LEÇON.

Rétention d'Urine. — Ponction de la Vessie.

Messieurs ,

Nous avons étudié jusqu'à présent une série de maladies des voies urinaires qui toutes , à un moment donné, peuvent déterminer des troubles fonctionnels si importants , que l'impossibilité absolue de l'émission de l'urine , ou seulement l'évacuation incomplète du liquide contenu dans la vessie deviennent à la fois un obstacle à la guérison , et une cause d'aggravation de l'état du malade. La rétention de l'urine doit donc être envisagée comme le symptôme d'une maladie des voies urinaires , le résultat des lésions qui caractérisent cette maladie , et enfin, comme l'origine du développement de désordres ultérieurs.

Une paralysie vraie de la vessie, qui se développe sous l'influence de lésions du système nerveux , engendre une rétention , laquelle n'est en quelque sorte qu'un des symptômes de cette affection ; un rétrécissement sérieux, une valvule uréthro-prostatique , une hypertrophie de la prostate produisent comme résultat une rétention d'autant plus complète que l'obstacle est plus grand ; la rétention une fois effectuée deviendra cause de cystite chronique avec toutes ses conséquences, si elle est bornée à la stagnation de l'urine; si elle est considérable, surtout si elle est totale, elle ne tardera pas à être suivie de la distention mécanique des uretères et des reins, et vous connaissez déjà tous les dangers de la distention mécanique de ces organes. A quelque point de vue que vous vous placiez, vous voyez apparaître la haute signification de ce trouble fonctionnel ; l'étude clinique de la rétention d'urine mérite donc toute votre attention.

Rarement elle est complète dès le début, sauf dans le cas de lésions graves des centres nerveux; en général, elle est précédée par une dysurie progressive ; toujours alors, elle est le résultat d'un obstacle à l'émission de l'urine, obstacle qui peut siéger dans tous les points de l'urèthre, depuis le col de la vessie jusqu'au méat urinaire. Les obstacles au cours de l'urine vous sont connus pour la plupart ; au col de la vessie, ce sont des calculs, des polypes, des tumeurs diverses, uu caillot sanguin, un corps étranger, des varices du col, les différentes formes de valvule uréthro-prostatique, une contraction spamodique des fibres musculaires du col comme dans la cystite aigüe; à la prostate, le gonflement inflammatoire, les tumeurs diverses, les corps étrangers, l'hyterprophie; dans le reste de l'étendue de l'urèthre, les rétrécissements, les corps étrangers, les liens appliqués sur la verge; l'infiltration, les abcès, et en général toutes les causes de compression du canal.

Le développement de la vessie se fait en tous sens, mais principalement en avant et en haut ; c'est là en effet que la vessie peut glisser plus facilement sur le tissu cellulaire lâche qui l'entoure ; ce développement ne peut se faire sans

que la vessie affecte avec les organes voisins des rapports nouveaux ; les plus importants à connaître sont les changements
de rapport avec le rectum et la paroi abdominale antérieure.
Lorsque la vessie est distendue, le cul de sac péritonéal
postérieur ou vésico-rectal remonte de 2 ou 3 centimètres,
sans jamais atteindre à plus de 7 à 8 centimètres de l'anus.
D'autre part, la vessie ne s'élève pas verticalement dans
l'abdomen, mais obliquement en avant, de telle manière
que plus elle s'amplifie, plus son extrémité supérieure s'é-
largit, et plus sa face antérieure vient se mettre en rapport
avec la paroi abdominale antérieure ; dans cette ascension,
le péritoine, qui faisait défaut à la face antérieure de la vessie
vide, vient recouvrir la partie supérieure de cette face ;
l'écartement de la membrane péritonéale laisse nécessairement un cul de sac, dont la profondeur est proportionnelle
à l'ampliation de la vessie ; mais en même temps, plus
cette ampliation est prononcée, et plus il y a de points de
la face antérieure du réservoir urinaire qui se trouvent
directement en contact avec le tissu cellulaire qui double la
paroi abdominale. Ainsi donc, la portion de la face antérieure de la vessie qui se met au-dessus du pubis en contact
avec la paroi de l'abdomen est divisée en deux parts à peu
près égales ; l'une supérieure, en rapport avec le cul de
sac péritonéal et les deux feuillets qui le constituent, à
savoir la portion du péritoine non détachée de la paroi, et
celle qui en est séparée par la traction effectuée par la
vessie ; l'autre inférieure, non recouverte par le péritoine.
Je suppose le sommet de la vessie à 11 centimètres du
pubis, la partie de la face antérieure de la vessie non
recouverte par le péritoine aura une hauteur de 6 centi-

mètres environ. (1) Vous allez voir bientôt tout l'intérêt qui
se rattache à cette disposition anatomique.

La rétention complète d'urine se traduit d'abord par de
la pesanteur au périnée ; du ténesme ; des douleurs à la
région hypogastrique irradiées aux glands et aux reins, le
long des branches nerveuses des plexus vésicaux et prostatiques, douleurs qui sont considérablement augmentées
par le mouvement ; des envies incessantes d'uriner, sans
résultat. Bientôt on observe tous les signes d'une intoxication urineuse : des vomissements de glaires, de bile ; la
sueur acquiert l'odeur de l'urine, la fièvre devient intense,
la face et les yeux ssnt injectés. Si l'on parvient à évacuer
l'urine, tous ces phénomènes peuvent disparaître ; dans le cas
contraire le malade meurt rapidement dans le coma, aprés
avoir le plus souvent présenté des phénomènes d'excitation
et de délire. La palpation abdominale fait découvrir au-
dessus du pubis une tumeur médiane, globuleuse, souple,
fluctuante, d'une matité absolue, et dont la compression,
même très-légère, excite les envies d'uriner. La tumeur
fait une saillie considérable dans le rectum chez l'homme,
dans le vagin chez la femme ; cette saillie est uniformément
fluctuante ; si on la comprime entre le doigt et l'autre main
placée sur l'abdomen, on perçoit la sensation du flot.

Telle est la physionomie que présente la rétention d'urine
complète ; pour qu'elle se produise, il faut que l'obstacle
soit insurmontable ; s'il ne l'est pas, si les contractions de la
vessie parviennent à le vaincre, ou si son développement
n'est pas suffisant pour créer à l'écoulement de l'urine une

(1) Voir Tillaux , Anatomie chirurgicale.

barrière infranchissable, la rétention demeure incomplète, et se traduit par un phénomène nouveau, purement physique et indépendant de la volonté ; ce phénomène, c'est le regorgement. Souvent confondu et bien à tort avec l'incontinence, ce qui peut donner lieu aux méprises les plus graves, le regorgement consiste dans l'émission involontaire d'urine soit goutte à goutte, soit quelquefois plus rapidement, sous l'influence du trop plein de la vessie ; or ce regorgement est infiniment plus fréquent que l'incontinence vraie, laquelle ne se montre que dans les rares circonstances où l'on observe la paralysie dn sphincter vésical, ses lésions traumatiques, sa distension extrême dans quelques procédés de taille, la présence d'un calcul ou d'une tumeur engagée dans le col, l'hypertrophie excentrique de la prostate qui amène la dilatation du col et à sa disposition en forme d'entonnoir. Je passe sous silence l'incontinence nocturne, véritable névrose que l'on rencontre chez les enfants, et qui, par exception, se continue parfois jusqu'à l'âge de la puberté. Le regorgement implique en général l'existence d'un état particulier de la vessie que l'on a longtemps considéré comme de la paralysie, et que Civiale a heureusement dénommé inertie, pour la distinguer de la vraie paralysie, laquelle n'existe guère en dehors des lésions des centres nerveux. Cet état d'inertie ou d'atonie est le fait de la dilatation passive du réservoir urinaire ; il est amené progressivement par la dysurie, ou bien, ce qui est plus rare, il succède à une rétention d'urine complète ; il semblerait que dans ce dernier cas, la vessie a en quelque sorte été surmenée, qu'elle a perdu son ressort, et que ses fibres contractiles ont été frappées d'une espèce de collapsus, d'incapacité, dont les résultats peuvent se prolonger pendant longtemps. (Thompson).

Je n'ai pas à vous retracer les conséquences de la stagnation de l'urine et du regorgement ; je vous en ai parlé suffisamment dans les leçons précédentes. Laissez-moi seulement insister de nouveau sur une considération pratique très-importante ; chaque fois que vous verrez un malade uriner involontairement, songez à la rétention bien plus qu'à l'incontinence, et assurez-vous du fait en sondant la vessie ; presque toujours, vous y trouverez une certaine quantité d'urine, et vous acquérerez ainsi la preuve de la rétention incomplète.

Le traitement de la rétention d'urine est subordonné aux causes qui l'ont produite ; l'indication urgente est de vider la vessie, surtout lorsque la rétention survient d'emblée, car la distension extrême du réservoir urinaire, pour peu qu'elle soit prolongée, peut affaiblir pour longtemps sa puissance contractile. Vous pourrez, dans le cas de rétention progressive amenée par un rétrécissement, employer les bains chauds, l'opium, les émollients sur la région abdominale antérieure ; ces moyens vous permettront souvent de pratiquer le cathétérisme avec succès ; mais lorsque vous aurez employé inutilement les moyens ordinaires, lorsque les ressources les plus variées auront été vainement mises en pratique, vous serez obligé de créer à l'urine une voie artificielle par la ponction de la vessie. C'est par l'étude de cette opération que je vais terminer cette leçon, vous renvoyant aux leçons précédentes pour tout ce qui concerne le traitement de la rétention d'urine dans tel ou tel cas particulier.

On peut ponctionner la vessie de plusieurs manières :

1° *Par l'urèthre*. C'est le cathétérisme forcé; nous avons examiné les motifs qui font rejeter cette opération.

2° *Par le périnée*. On attaque la vessie près du bas fond, sans toucher à la prostate. Un trocart cannelé de 12 centimètres est enfoncé à 8 centimètres de profondeur au milieu d'une ligne qui s'étend de la tubérosité de l'ischion au raphée périnéal qu'elle rencontre à un centimètre en avant de l'anus. Ce procédé était en vogue au siècle dernier ; on l'a abandonné à cause de la difficulté d'exécution et de l'incertitude de la route que suit le trocart à une profondeur si considérable et dans une région aussi compliquée.

3° *Par le rectum* : elle est proposée en 1750 par un chirurgien français, Flurant, chirurgien de la Charité de Lyon ; puis elle est presque abandonnée en France, alors qu'en Angleterre elle demeure le procédé ordinaire : c'est ainsi que Cock la pratique cinquante fois sans accidents ; que Thompson, sur six ponctions vésicales, pratique cinq fois la ponction rectale. Le doigt introduit dans le rectum sent la partie supérieure de la prostate : la main d'un aide appliquée sur l'abdomen refoule en arrière la vessie : le trocart est conduit sur le doigt maintenu en place dans le rectum, et l'on ponctionne la vessie sur la ligne médiane immédiatement au-dessus du bord supérieur de la prostate. Il est bien entendu que la ponction rectale ne doit jamais être pratiquée lorsque le doigt n'atteint pas la limite supérieure de la prostate. Le principal avantage de la ponction rectale est l'ouverture de la vessie dans un point déclive.

Une lésion des voies urinaires, qui laisserait supposer la nécessité d'établir une sonde à demeure dans le trajet de la ponction, est une contrindication à la ponction rectale.

4° *Ponction au travers de la symphyse pubienne.* Proposé par Brander, de Jersey, ce procédé a échoué entre les mains de sir Henry Thompson, et je crois, avec cet illustre praticien, qu'il doit être abandonné.

5° *Ponction sus-pubienne ou hypogastrique.* Pratiqué d'abord par Méry en 1704, ce procédé est resté classique et c'est lui que l'on emploie habituellement en France. D'après ce que je vous ai dit de la disposition qu'affecte le péritoine sur la face antérieure de la vessie distendue, vous savez que la moitié inférieure environ de la portion de la face antérieure de la vessie qui surmonte le pubis est dépourvue de contact avec la membrane séreuse : ceci étant établi, la ponction sus-pubienne se pratique à deux centimètres au-dessus du bord supérieur de la symphyse. De même que pour la ponction rectale, on se sert d'un trocart courbe connu sous le nom de trocart de frère Come. Après trois ou quatre jours, on le remplace par une sonde molle, qui doit être parfaitement fixée, dans la crainte qu'elle ne quitte la vessie après le retrait de celle-ci. Le principal accident à craindre est l'infiltration d'urine dans le tissu cellulaire prévésical, l'urine pouvant courler entre la canule et la plaie de la piqûre : aussi est-il de règle de ne pas boucher la canule. On a observé quelquefois à la suite de la ponction des adhérences de la face antérieure de la vessie à la paroi abdominale, d'où l'impossibilité de l'évacuation complète de l'urine. C'est pour remédier à ces inconvénients que M. Voillemier proposa la ponction sous-pubienne.

6° *Ponction sous-pubienne.* Pratiquée, avec succès en 1863 , par Voillemier, sur un homme de 51 ans, cette opération consiste à pénétrer dans la vessie en passant immédiatement sous la symphyse pubienne, entre elle et la courbure fixe du canal. Tirez la verge en bas, plantez le trocart dans le ligament suspenseur ainsi tendu, rasez le bord inférieur de la symphyse en vous rendant bien compte de sa direction inclinée, et de la position assez profonde de ce bord inférieur : vous arriverez dans la vessie à 5 ou 6 millimètres au dessus du col. Voici les avantages que Voillemier reconnaît à cette opération : impossibilité de blesser la vessie par la canule du trocart; écoulement de l'urine par son propre poids, et non en sens contraire de la pesanteur, comme dans la ponction sus-pubienne ; pas d'adhérences de la vessie nuisibles, puisqu'elles auraient lieu près du col qui normalement est fixe ; enfin, possibilité de l'opération sur une vessie raccornie. Ces raisons paraissent séduisantes ; toutefois, je dois vous dire que cette opération ne peut être définitivement jugée, puisque le cas de Voillemier est le seul fait connu.

7° *Ponctions capillaires.* On se sert très-avantageusement, lorsqu'on a l'espoir de rétablir promptement le libre écoulement de l'urine par les voies naturelles, des ponctions capillaires pratiquées avec les aspirateurs de Potain et de Dieulafoy. Ces ponctions capillaires paraissent inoffensives.

Lorsque la vessie a été longtemps distendue, elle perd son pouvoir contractile, alors même que par le cathétérisme répété on lui facilite le moyen de revenir sur elle-même. On emploie pour remédier à cet état d'inertie ou d'atonie de la vessie les affusions froides sur la partie inférieure de l'abdomen, les injections froides dans la vessie, les préparations de strychnine, d'ergot de seigle; le tout combiné avec un régime réparateur. Michon a proposé en 1861 l'emploi de l'électricité, et dans des cas assez nombreux le succès a été obtenu. C'est en général à la faradisation qu'on a eu recours, en mettant une sonde métallique introduite dans la vessie en communication avec un des pôles, et en appliquant l'autre pôle sur la paroi antérieure de l'abdomen à l'aide d'un réophore garni d'une éponge, ou dans le rectum, en terminant le conducteur par une sonde de femme, isolée dans les trois quarts de sa longueur. Ce mode d'application me paraît défectueux, et même dangeureux, pour peu qu'il y ait inflammation de la vessie : je préfère employer les éponges mouillées placées l'une au-dessus de la symphyse pubienne, l'autre au périnée près de l'anus; l'action est peut-être moins directe, moins prompte, mais elle est bien plus inoffensive. Vous verrez d'ailleurs, que je n'accorde qu'un intérêt secondaire à la faradisation de la vessie, et que j'attache bien plus d'importance au cathétérisme fréquent, pratiqué avec toutes les précautions que l'on doit observer lorsqu'on touche à une vessie irritée, c'est-à-dire, en évitant la déplétion complète et rapide, en habituant en quelque sorte la vessie à un état opposé à la distension, laquelle est à la fois effet et cause de la maladie.

QUINZIÈME LEÇON.

De la pierre dans la vessie. — Étiologie. Diagnostic.

MESSIEURS ,

Je vais terminer ces leçons générales par quelques con-sidérations sur la pierre dans la vessie et sur son traitement. Comme je dois accorder cette année une large place à la taille et à la lithotritie dans mon cours de médecine opé-ratoire , je ne vous entretiendrai ici que des points princi-paux qui se rattachent à l'étude et à la pratique de ces opérations , me servant de revenir ailleurs sur ces deux chapitres , avec tous les détails que comporte un sujet aussi digne d'intérêt.

Vous savez déjà , Messieurs, que toutes les pierres de la vessie ne se ressemblent pas; les unes sont dures , les autres sont friables ; certaines d'entre elles reconnaissent, à n'en pas douter, une origine rénale, d'autres au contraire se développent communément dans la vessie ; toutes, sans ex-ception , sont susceptibles d'acquérir par leur séjour dans le réservoir urinaire des dimensions de plus en plus con-sidérables.

Ainsi , le calcul urique prend toujours naissance dans le rein ; arrivé dans la vessie avec un petit volume , il peut être expulsé avec l'urine ; vous constaterez souvent la présence de ces petits calculs, nommés encore graviers, rendus peu après une crise de colique néphrétique. Le calcul d'oxalate de chaux, qui est très-rare, se forme également dans le rein ; s'il tombe dans la vessie au milieu d'une urine acide, il se recouvrira d'acide urique, et l'on aura ainsi un calcul mixte ; si l'urine est alcaline, il se recouvrira de phosphates.

Un calcul phosphatique se forme presque toujours dans la vessie, au milieu d'une urine alcaline ; si l'urine subit la fermentation ammoniacale par la transformation de l'urée en carbonate d'ammoniaque, transformation qui n'exige de la part de l'urée que la fixation de deux éléments d'eau, il se formera du phosphate ammoniaco-calcico-magnésien, qu'on appelle encore phosphate tribasique.

Au point de vue pratique, on doit donc admettre trois espèces de calculs : 1° les calculs uriques ; s'ils sont purs, ils impliquent l'acidité de l'urine ; si celle-ci devient alcaline, ils se recouvrent de couches phosphatiques ; leur évolution est lente, il faut plusieurs années pour que le calcul dépasse un diamètre de 2 centimètres ; leur couleur est brun clair ou fauve ; ils sont durs, mais il est assez facile de broyer ceux dont le diamètre ne dépasse pas 3 centimètres ; ils sont les plus nombreux, environ 60 pour 100. — 2° Les calculs d'oxalate de chaux : souvent petits, très-lents à se développer, très-durs, présentant des aspérités qui les ont fait appeler calculs mûraux ; leur couleur est brune, quelquefois brun chocolat ; ils cessent d'être broyables quand ils dépassent 2 centimètres de diamètre ; ces calculs sont rares, et ne paraissent pas, d'après Thomson, dépasser la proportion de 3 à 4 pour 100 dans le

chiffre total des calculs. — 3⁰ Les calculs phosphatiques :
ils sont d'un gris blanc, le plus habituellement composés
de phosphate ammoniaco-magnésien, rarement de phosphate de chaux pur ; le carbonate de chaux s'y ajoute en
quantité variable. On a cité des cas, rares d'ailleurs, où le
calcul était composé de cystine, matière cristallisée en
hexagones assez réguliers et soluble dans l'ammoniaque, ce
qui la différencie de la xanthine.

Les calculs phosphatiques atteignent parfois un volume
énorme ; leur développement est plus rapide que celui des
autres variétés ; en deux ou trois ans une concrétion phosphatique peut avoir acquis un volume considérable. Ils
sont en général friables ; souvent ils possèdent comme
noyaux un corps étranger de la vessie, ou des graviers
uriques ou oxaliques ; ils entrent de 30 à 40 pour 100
dans le chiffre total des calculs. Voici, d'ailleurs, quelques
statistiques qui pourront vous donner une idée de la fréquence relative des variétés de calculs : Bigelow, dans sa
thèse, en 1852, indique, sur 200 analyses de calculs,
115 d'acide urique et d'urates. Beale, sur 100 calculs,
trouve 60 d'acide urique et d'urates, 22 d'oxalate de
chaux, 10 de phosphates, 5 de cystine. Thompson, sur
1,827 calculs, compte les trois cinquièmes d'acide urique
et d'urates, les deux autres cinquièmes étant constitués par
des phosphates, sauf 3 à 4 pour 100 d'oxalate de chaux ;
un seul de phosphate de chaux pur, un seul de cystine.

Les divers éléments qui, par leur agglomération, constituent la pierre, sont unis entre eux par un ciment dont on
ne connaît pas la nature.

Le nombre des calculs est très-variable : M. Maisonneuve en a compté 307 dans une vessie.

. Il en est de même du volume ; on a vu des calculs égaler la grosseur du poing.

Le poids du calcul est également variable : parmi les plus pesants, on cite celui qui se trouve au musée Dupuytren sous le numéro 204 ; il pèse 1,596 grammes ; il a été extrait, en 1690, de la vessie d'un curé de Bourges. Deschamps enleva un calcul pesant 1,530 grammes. La dessication fait perdre à la pierre une partie notable de son poids.

Leur forme est irrégulièrement arrondie ; les plus régulièrement sphériques sont les calculs mûraux d'oxalate de chaux. Les calculs phosphatiques qui se développent autour d'un corps étranger sont ovoïdes, et renflés à leur partie moyenne.

La pierre est ordinairement mobile dans la vessie ; exceptionnellement elle peut être immobilisée dans une cellule de la vessie, ou entre des colonnes charnues avec bourgeonnement de la muqueuse autour d'elle, ou par un prolongement dans l'urèthre, par des végétations de la muqueuse qui pénètrent entre les inégalités d'un calcul ; on rencontre aussi quelquefois un calcul enkysté dans le trajet de l'uretère au travers des parois de la vessie.

La vessie est souvent rétractée sur le calcul ; d'autrefois, elle est dilatée, principalement lorsqu'il y a un obstacle au cours de l'urine. La muqueuse est boursoufflée, de couleur ardoisée, brune ou lie de vin, surtout près du col. Il existe d'ordinaire des traces évidentes d'une cystite plus ou moins intense ; dans les cas graves, les parois de la vessie ont suppuré ; elles peuvent aussi se gangréner, et des ulcérations suivies de perforations donner lieu à l'issue du calcul dans le péritoine, le rectum, le vagin.

Le rein présente les lésions de la néphrite calculeuse, ou bien, au contraire, il ne s'enflamme que consécutivement, par l'extension de l'inflammation vésicale.

Les calculs libres dans la vessie en occupent ordinairement le bas fond, dans la partie qui avoisine le col, lorsque le malade est dans le décubitus dorsal ; leur position varie avec celle que prend le corps, en raison de la mobilité de la pierre, et de sa tendance à se porter dans le point le plus déclive. Dans l'hypertrophie prostatique, le calcul se loge derrière la prostate hypertrophiée, dans le cul de sac que forme à ce niveau la vessie ; il ne peut être reconnu qu'avec une sonde exploratrice à brusque courbure.

L'étiologie des calculs a donné lieu à de nombreuses recherches : ils sont plus fréquents chez l'homme que chez la femme ; plus fréquents chez les vieillards riches, que chez les vieillards pauvres ; au contraire, on les rencontre plus nombreux chez les enfants indigents que chez ceux de la classe aisée, ce qui fait que dans les services hospitaliers la moitié des calculeux sont des enfants de moins de 13 ans. En ville, au contraire, la plus grande partie des calculeux ont dépassé l'âge de 50 ans. L'une des statistiques les plus étendues est celle de Civiale, qui porte surtout sur des cas recueillis à l'hôpital : sur 5,376 calculeux, on en trouve 1,936 de 1 à 10 ans ; 943 de 10 à 20 ans ; 460 de 20 à 30 ans ; 336 de 30 à 40 ans ; 392 de 40 à 50 ; 513 de 50 à 60 ans ; 577 de 60 à 70 ans ; 199 de 70 à 80 ans ; 17 après 80 ans.

Outre les causes constitutionnelles, nous trouvons comme

origine des calculs des corps étrangers venant du dehors, ou du dedans comme les caillots sanguins et les dépôts phosphatiques de la cystite chronique.

Deux sortes de signes subjectifs traduisent la présence d'une pierre dans la vessie : les uns sont les résultats de l'irritation causée par le corps étranger, les autres sont des phénomènes d'obstruction. Aucun des signes que nous allons indiquer n'est pathognomonique ; mais leur ensemble donne une grande probabilité au diagnostic. Les douleurs se montrent pendant et après la miction, elles sont irradiées au gland, au rein, au testicule, au périnée ; l'urine contient du mucus, du mucopus, du pus mêlé ou non de sang, selon le degré de la cystite ; le sang se montre surtout à la fin de la miction, et en plus grande abondance après un exercice, la marche ou la promenade en voiture ; ce sang vient ordinairement de la portion de muqueuse qui avoisine le col. Les besoins répétés d'uriner, plus fréquents pendant le jour et après l'exercice, le ténesme, l'interruption du jet d'urine invitant le malade à prendre les positions les plus singulières pour achever la miction, tels sont les principaux symptômes subjectifs qui complètent la physionomie spéciale de la maladie. Mais si l'ensemble de ces signes conduit à la probabilité du diagnostic, celui-ci ne peut acquérir un cachet de certitude que par l'exploration de la vessie. Elle se pratique avec une sonde solide et sonore : le meilleur explorateur est la sonde à courbure brusque et à résonateur de Thompson. Le professeur Guyon l'a avantageusement modifiée en y ajoutant un robinet qui sert à retenir l'urine dans la vessie, ou à lui donner issue selon les besoins de l'exploration. Je mets sous vos yeux cet instrument à l'aide duquel on peut encore pratiquer une injection dans la vessie, si cette injection doit faciliter les recherches.

Un calcul phosphatique rend un son grave, un calcul urique ou oxalique un son clair. On peut approximativement avec la sonde mesurer l'étendue de la pierre ; mais, pour avoir une notion plus exacte de ses diamètres et par conséquent de son volume, vous vous servirez d'un brise-pierre explorateur.

Etudions la meilleure manière de procéder à l'exploration : après avoir introduit la sonde, vous vous assurez qu'elle joue librement dans la vessie ; sinon, vous injectez un peu d'eau tiède, de manière à distendre légèrement l'organe, et vous vous arrêtez lorsque le malade accuse une envie pressante d'uriner. Vous cherchez le corps étranger sur la ligne médiane en inclinant vers le bas fond la convexité de la sonde ; vous poussez ainsi votre instrument vers la paroi postérieure de la vessie : si vous ne trouvez rien, vous ramènerez doucement la sonde vers le col, en lui faisant exécuter entre les doigts un mouvement de roulement qui porte son bec alternativement à droite et à gauche ; si cette manœuvre ne suffit pas, vous recommencez vos recherches par leur point de départ, mais au lieu de suivre la ligne médiane, vous inclinez la sonde de manière à la faire marcher d'avant en arrière, puis d'arrière en avant, non plus dans la direction antéro-postérieure, mais dans une direction oblique, de manière à explorer ainsi les parties latérales du bas fond de la vessie : quand vous rencontrez le calcul, non-seulement vous sentez une résistance, mais vous percevez un choc, et vous entendez un bruit ; bruit sec, grave ou clair, suivant la nature du calcul. Cette manière de procéder , qui est à peu près celle qu'indique le professeur Gosselin dans ses leçons de clinique chirurgicale, m'a toujours semblé la plus facile, la plus sûre pour le chirurgien et la moins pénible pour le malade.

De tout temps on s'est occupé de prévenir ou de guérir la pierre par un traitement médical. Certes, le traitement prophylactique a une importance très-grande , puisque tout calcul a une origine locale ou constitutionnelle : les moyens propres à entretenir le bon état de la vessie, et ceux que l'on conseille comme préventifs des manifestations goutteuses conviennent donc parfaitement aux individus prédisposés aux calculs urinaires ; l'on peut dire que l'hérédité de goutte ou de calculs, la répétition fréquente et persistante dans l'excrétion de l'acide urique, les attaques de gravelle, l'expulsion de graviers qui sont véritablement des calculs en miniature , constituent les termes d'une série pathologique qui aboutit au calcul vrai, à la pierre dans la vessie.

Il est donc incontestable que le traitement médical et hygiénique de la goutte peut être puissant, comme prophylactique. En est-il de même comme curatif ? Depuis des siècles on le prétend, mais il faut avouer que l'on ne connaît pas d'exemple de calcul reconnu par un chirurgien, et qui ait été dissous en totalité. Une circonstance particulière peut prêter à l'erreur : certains malades soumis au traitement rendent des débris uratiques ou phosphatiques, qui leur font croire à la dissociation d'un calcul. Ce qu'on peut affirmer, c'est que les alcalins et en particulier les sels de potasse qui font partie de presque tous les remèdes secrets contre la pierre, agissent efficacement pour combattre l'irritation des voies urinaires ; je vous ai donné l'explication de ce fait en vous parlant du traitement de la cystite chronique ; leur emploi améliore donc l'état du malade atteint d'inflammation de la vessie, et lui laisse croire à la guérison d'un prétendu calcul dont la présence était supposée par l'existence de quelques uns des signes subjectifs dont je vous ai parlé plus haut, signes qu'on peut aussi rencontrer à des degrés divers dans la cystite et la prostatique chroniques. Ce qui est non moins constant, c'est que, même dans le cas de pierre dans la vessie, les alcalins sont utiles en modérant l'irritation que la pierre occasionne. De plus, le traitement alcalin et les eaux de Contréxeville sont réellement efficaces, lorsqu'il existe de petits calculs rénaux, surtout de nature urique, et un grand nombre de ces petits calculs peuvent être chassés au dehors avec l'urine.

La dilatation de l'urèthre à l'aide de grosses bougies d'étain permit à Pierre Pamard de rendre un calcul de 19 millimètres de long, et du poid de 1 gramme ; A. Cooper a extrait avec une pince courbe analogue à la pince dite de Hunter, vingt-neuf calculs chez un malade, quatre-vingt-quatre chez un autre ; après dilatation du canal, il put enlever avec cette pince un calcul pesant 3 grammes.

Des calculs très friables peuvent être écrasés entre la sonde et le doigt introduit dans le rectum, ainsi que cela est arrivé à Denamiel ; mais il faut convenir que ces cas heureux sont des exceptions, et que généralement un calcul trop volumineux pour être expulsé par les seuls efforts de la nature doit être extrait par la taille, ou par la lithotritie.

SEIZIÈME LEÇON.

De la taille.

L'opération de la taille consiste à extraire une pierre de la vessie en lui frayant une voie à travers le périnée ou la partie inférieure de l'abdomen. Il y a donc deux grandes méthodes de taille, la taille périnéale et la taille hypogastrique. La première comprend un grand nombre de procédés, parmi lesquels on doit ranger la taille recto-vésicale, dont on a quelquefois fait une troisième méthode.

Vous trouverez dans la remarquable thèse de concours de Malgaigne, les détails historiques les plus circonstanciés sur les différents procédés de taille ; je vais les résumer en quelques mots, en y ajoutant l'indication des procédés qui ont été proposés depuis cette époque.

Hippocrate parle de la taille dans ses ouvrages, mais il recommande à ses disciples de ne jamais la pratiquer, jugeant l'opération plus périlleuse que la maladie même contre laquelle elle est dirigée. Celse décrit le petit appareil : deux doigts introduits dans le rectum refoulent la pierre vers le périnée ; on incise sur elle, sans conducteur, toutes les couches de la région. Ce procédé primitif, séduisant par sa simplicité, exposait à de nombreuses chances de mort par hémorrhagie ; il est abandonné.

Vers le milieu du XVIᵉ siècle, Jean des Romains et son élève Marianus Sanctus pratiquent le procédé dit *du grand appareil* ; on voit ici apparaître le conducteur : l'incision de la peau près de la ligne médiane, l'ouverture du canal dans la région membraneuse, la dilatation brusque du canal et du col de la vessie, l'extraction violente de la pierre, tels étaient les différents temps de cette opération, que l'on exécutait avec une collection d'instruments les plus variés, et d'une façon barbare qui n'aurait pour excuse que l'ignorance des dispositions anatomiques de la région.

A la fin du XVIᵉ siècle, on voit apparaître avec frère Côme la taille hypogastrique, ou *haut appareil*, méthode qui occupe encore aujourd'hui un rang important.

A peu près à la même époque, Pierre Franco invente la taille latérale, vulgarisée pendant le XVIIᵉ siècle par frère Jacques, le grand lithotomiste ambulant : un couteau était plongé dans la fosse ischio-rectale, et pénétrait dans la vessie au-dessus de la prostate ; puis il tranchait d'arrière en avant tous les tissus de la région périnéale.

Au commencement du XVIIIᵉ siècle, Cheselden, chirurgien de St-Thomas's Hospital, après avoir employé de préférence la taille hypogastrique, perfectionna la taille latérale, en fit une vraie méthode opératoire, et recueillit de magnifiques succès, puisque sur 213 opérations on ne compte que 20 morts.

En 1846, Dupuytren invente la taille bilatérale : il pratique avec son lithotome double une incision de chaque côté de la prostate, et suivant les deux rayons obliques postérieurs de la glande. Plus tard, Nélaton perfectionne l'opération de Dupuytren ; il reporte l'incision cutanée plus en arrière, et dissèque avec soin la partie inférieure du rectum ; il donne à son opération le nom de taille prérectale.

Vers 1830, Allarton de Birmingham remet en honneur la taille médiane ; en 1854, dans un mémoire qui eut un grand retentissement en Angleterre, il joint à la taille membraneuse la dilatation méthodique de la région prostatique de l'urèthre et du col de la vessie ; cette opération est modifiée par Dolbeau, et porte depuis le travail de ce chirurgien, publié en 1864, le nom de lithotritie périnéale.

Telles sont les phases diverses que l'opération de la taille a traversées pour arriver au degré de perfectionnement que nous lui connaissons aujourd'hui.

Les incisions périnéales se font de diverses manières ; chacune d'elles donne au procédé suivi un nom particulier : dans toutes, on doit chercher à respecter le bulbe et les artères du périnée ; dans toutes également, sauf dans la taille recto-vésicale, le rectum doit être soigneusement évité. La voie doit être aussi large que possible pour permettre, sans dilacération des tissus, l'introduction des instruments et l'extraction du calcul ; il faut à tout prix éviter les déchirures. Cette question qui parait aujourd'hui résolue, a été l'objet de bien des controverses ; de nombreux chirurgiens voulaient, avec Scarpa et Boyer, limiter les incisions de la prostate au tissu de la glande : mais l'incision intra-prostatique, poussée même jusqu'aux limites oponévrotiques, ne suffit pas pour extraire un calcul de 3 centimètres de diamètre ; la dilatabilité de la prostate est restreinte, et les tractions que l'on est obligé d'exercer aboutissent à une déchirure. C'est pour éviter cet accident que Dupuytren a proposé la taille bilatérale ; mais si l'on se contente d'une incision intrà-prostatique, la taille bilatérale expose tout autant à la déchirure que la taille latérale; et s'il faut dépasser les limites de la prostate, il y aura certainement, comme le dit Malgaigne, plus de danger dans une double incision extrà-prostatique, que dans l'incision unique de la taille latérale. Aussi, la taille latérale avec large incision demeure-t-elle le procédé généralement préféré lorsqu'on doit extraire un calcul dont le diamètre dépasse 3 centimètres.

On a exagéré la fréquence et l'importance de l'infiltration d'urine à la suite des larges incisions de la taille latérale; vous savez déjà qu'il faut une condition essentielle à la production d'une infiltration urineuse, cette condition est l'existence d'une pression de l'urine sur les tissus, pression qui devient plus efficace encore lorsqu'une urine altérée modifie ces tissus en produisant la gangrène ou le phlegmon périvésical : or, les larges incisions sont précisément le moyen d'empêcher cette pression, en facilitant le libre écoulement de l'urine. Jamais d'ailleurs on ne rencontre l'infiltration d'urine chez l'enfant, après l'opération de la taille; et cependant la prostate est si petite, que ses limites latérales sont constamment franchies par l'instrument; la position verticale de la vessie de l'enfant s'oppose à la stagnation de l'urine; l'écoulement de ce liquide se fait librement, et l'infiltration de l'urine n'a pas lieu. On doit cher-à obtenir ce résultat chez l'adulte et le vieillard par des incisions larges, qui permettront de restreindre les chances de phlegmon périvésical et d'infiltration, en facilitant la sortie du calcul et le libre écoulement de l'urine. La pratique vient fournir la démonstration de ce point de théorie : Martineau de Norwich, lorsqu'il pratiqua les larges incisions, n'eût que 6 morts sur 110 tailles; et nous avons vu que Cheselden, qui suivait les mêmes errements, n'a eu à enregistrer que 20 décès sur 213 opérations.

Le col de la vessie se laisse dilater lorsqu'on procède avec lenteur et sans employer la force ; mais il se déchire si l'on va brusquement ; il en est de même du tissu cellulaire voisin, si riche en plexus veineux. Dans la taille latérale, on ménage plus facilement le bulbe de l'urèthre, mais on s'expose davantage aux hémorrhagies par la blessure de l'artère périnéale superficielle ou celle de l'artère transverse du périnée ; l'hémorrhagie consécutive est particulièrement à craindre, soit parce que le contact irritant de l'urine détruit les caillots obturateurs, soit à cause de l'état de débilité profonde et d'épuisement du malade, état qui s'oppose à la formation de caillots résistants.

La taille recto-vésicale est généralement abandonnée ; elle expose à la blessure du cul de sac péritonéal et aux fistules vésico-rectales, qui se montrent environ 1 fois sur 4 opérations. Cependant, il faut la conserver, à titre exceptionnel, pour les calculs qu'on ne peut extraire par un autre moyen à cause de leur volume.

Depuis longtemps, on avait songé à faire éclater dans la vessie de gros calculs, et à les retirer par une incision peu étendue et bornée à la région membraneuse de l'urèthre. En 1846, Bouisson avait proposé d'ouvrir, par l'opération de la boutonnière, une voie aux instruments lithotriteurs. Dès 1840, Allarton de Birmingham avait retiré par la taille médiane combinée avec la dilatation un calcul vésical, et en 1843, Elliot, Wright. Fergusson, répétèrent cette opération. Dans la même année, Bresciani di Borsa, de

Véronne, pratique la boutonnière, et, respectant le bulbe et la prostate, il dilate avec le doigt le trajet jusque dans la vessie. En 1854, Allarton réunit la taille membraneuse, la dilatation de la région prostatique et du col de la vessie, le broiement du calcul, éléments qui constituent le procédé appelé par Dolbeau lithotritie périnéale ; Allarton introduit le doigt par la plaie jusque dans la vessie, et si cette dilatation ne suffit pas, il la complète par la dilatation mécanique au moyen du dilatateur à eau d'Arnott. Dolbeau remplace le doigt et cet instrument par le dilatateur métallique que voici : je vais le faire fonctionner devant vous. — Demarquay invente un appareil dilatateur qui dilate d'arrière en avant : M. Guyon emploie un dilatateur à quatre valves qui rappelle la disposition des divulseurs.

La dilatation donne un passage suffisant pour extraire de petits calculs, mais vous verrez que ces derniers sont passibles de la lithotritie ; un calcul de 3 centimètres peut à la rigueur être extrait par ce procédé ; au delà de ce diamètre, il faut employer le brise-pierre ; et si le calcul est volumineux, si le nombre des fragments est considérable, on se voit dans la nécessité de réintroduire un grand nombre de fois les ténettes (plus de 20 fois dans une opération pratiquée par Dolbeau) ; ces manœuvres entraînent des accidents du côté de l'urèthre et de la vessie.

On peut d'ailleurs combiner le broiement du calcul avec un procédé quelconque de taille ; reste à savoir s'il vaut mieux avoir recours à cette manœuvre avec des incisions limitées, ou extraire le calcul intact à l'aide d'une incision large. Cette question ne pourra être tranchée qu'à l'aide de la statistique ; je crois cependant pouvoir vous dire que l'on est parfaitement autorisé à tenter l'extraction d'un calcul volumineux par la voie périnéale après morcellement du calcul, et qu'ainsi se trouvent singulièrement réduites les indications de la taille hypogastrique.

La lithotritie périnéale n'est guère applicable à l'enfant ; la minceur, la friabilité des tissus, la rupture de la portion membraneuse qui peut être complètement détachée de la prostate, contrindiquent l'emploi de ce procédé ; chez le vieillard, dans le cas d'hypertrophie prostatique avec rigidité du col de la vessie, la dilatation est plus dangereuse que l'incision prostatique ; il en est de même dans les cas où la vessie est très-malade.

Lorsque le calcul est très-volumineux, on n'a guère à choisir qu'entre la taille latérale avec broiement, la taille recto-vésicale, et la taille hypogastrique ; or, celle-ci nécessite la dilatabilité de la vessie par une injection, et il faut y renoncer dans le cas où elle est rétractée sur la pierre, ce qui est l'ordinaire lorsqu'il existe une pierre volumineuse : la taille recto-vésicale est alors la seule opération praticable.

Nous avons vu plus haut que la cause de mort la plus fréquente après la taille était, chez l'adulte, le phlegmon périvésical et la péritonite consécutive ; rappelez-vous que le traumatisme causé pendant l'extraction en est la cause ordinaire, et que dans quelques cas l'infiltration d'urine vient compliquer cet état déjà si grave. Chez l'enfant, au contraire, la péritonite est primitive ; d'ailleurs, la péritonite se développe quelquefois dans le jeune âge à la suite d'un simple cathétérisme.

Voici quelques statistiques qui vous permettront d'établir une appréciation générale sur les résultats des différents procédés de taille ; je les emprunte en partie à l'ouvrage de sir Henry Thompson, et au traité de médecine opératoire de Malgaigne, édition du professeur Léon Le Fort. Malgaigne, dans la statistique des hôpitaux de Paris, de 1836 à 1842, relève 75 cas, 28 morts, soit 37 pour 100 de mortalité. En Angleterre, on a dans les hôpitaux de Londres, 186 cas, 40 morts, soit 22 pour 100. En province, 222 cas, 27 morts, soit 12 pour 100. — D'où il résulte que, pour la taille de même que pour toutes les opérations graves, la pratique civile donne de bien meilleurs résultats que la pratique hospitalière ; d'autre part, l'âge de l'opéré a une grande influence sur le résultat ; comme dans toutes les grandes opérations , le maximum des succès se montre de 5 à 15 ans. Plus le calcul est volumineux, et plus le patient court de dangers ; au dessous de 2 onces, 282 opérations, 37 morts soit 13 pour 100 ; — au dessus de 2 onces, 52 cas, 34 morts, ou 60 pour 100.

Gross donne sur 9,299 tailles les résultats suivants :

Taille latérale	8.509 cas,	1.065 morts	1/8
» bilatérale	228 »	33 »	1/7
» médiane	229 »	29 »	1/10
» recto vésicale	83 »	16 »	1/5
» hypogastrique	180 »	39 »	1/4 1/2

En moyenne, 1 mort sur 7 opérés, enfants compris.

La statistique la mieux étudiée est celle de sir Henry

Thompson, qui porte sur 1827 cas, tous contrôlés et étudiés à fond :

Taille latérale	1 à 5 ans	473 cas	33 morts	1/14
	6 à 11 »	377 »	16 »	1/23
	12 à 16 »	178 »	19 »	1/9
	17 à 20 »	76 »	11 »	1/7
	21 à 29 »	86 »	11 »	1/8
	30 à 38 »	75 »	7 »	1/10
	39 à 48 »	100 »	17 »	1/6
	49 à 58 »	191 »	40 »	1/5
	59 à 70 »	233 »	63 »	1/4
	71 à 81 »	38 »	12 »	1/3

Taille médiane....Allarton, sur 189 cas, a 13 morts 1/11.

Taille bilatérale... 85 cas, 19 morts, 1/4 1/2.

Taille recto-vésicale... cas de mort : 1/5 ; de fistule : 1/5 des guéris.

Taille hypogastrique... mortalité 1/4.

On pratique chez la femme la taille hypogastrique pour des calculs très-volumineux ; l'opération se fait comme chez l'homme.

La taille sous-pubienne comprend deux procédés : 1° taille uréthrale, abandonnée à cause de l'hémorrhagie et de l'incontinence d'urine ; ainsi, Souberbielle cite, sur 6 opérations, 2 morts et 4 cas d'incontinence d'urine.

2° Taille vésico-vaginale : Sur 30 opérations connues, pas de mort ; le procédé de Clémot modifié par Vallet, d'Orléans, est le plus employé. Le cathéter étant placé, on introduit dans le vagin un gorgeret mousse qui, déprimant fortement le périnée, vient arc-bouter contre l'extrémité du cathéter ; le bistouri coupe la cloison vésico-vaginale jusque près du col de la vessie, lequel doit être respecté ; après l'extraction du calcul, on procède à la suture immédiate de la plaie.—Vallet, qui a proposé la suture immédiate, a obtenu un succès complet : il a, de plus, proposé de pratiquer l'incision de la vessie en travers, en employant un cathéter articulé, dont la portion recourbée se place en travers dans la vessie.

DIX—SEPTIÈME LEÇON.

De la Lithotritie.

La lithotritie est une opération qui consiste à broyer un calcul dans la vessie et à en faire sortir les fragments par l'urèthre ; on commence par faire éclater le calcul et l'on réduit en poussière les fragments qui sont trop volumineux pour franchir le canal.

Bien que depuis longtemps on ait fait des essais pour réduire, par des instruments, le volume de la pierre dans la vessie, c'est seulement au commencement de ce siècle que remontent les tentatives sérieuses de lithotritie ; Gruithuisen, médecin bavarois, se servit le premier, en 1813, d'une vrille en fer de lance mise en mouvement à l'aide d'un archet ; Civiale fit connaître, en 1817, ses premiers instruments, et en 1824, il pratiqua le broiement d'un calcul devant un public nombreux, parmi lequel figurait une Commission nommée par l'Académie. Depuis, on imagina une foule d'instruments destinés à perforer, à faire éclater, à évider, à pulvériser la pierre.

En 1832, Heurteloup inventa la percussion et le broiement avec un instrument à mors courbes ; puis Fergusson employa le lithotriteur à crémaillère et à pignon.

Deux modifications importantes du brise-pierre sont

dues à Charrière et à Thompson ; le premier imagina l'écrou brisé qui facilite la mobilité de la branche mâle du lithotriteur, et Thompson inventa les instruments à poignée cylindrique, qui rendent l'opération plus facile et plus sûre.

Je vous présente ici différents modèles de brise-pierre ; les uns possèdent l'écrou brisé et la poignée cylindrique, les autres portent, au lieu de l'écrou brisé de Charrière, un mécanisme. spécial, dit à bascule. Mais ce qui caractérise principalement ces divers instruments, c'est la disposition de leur partie terminale ; à cet égard, les lithotriteurs doivent être divisés en deux classes : les uns font éclater la pierre ; ils sont fenetrés, de manière à ne pas se laisser encrasser par les débris du calcul ; les autres broient les fragments ; ils sont à mors plats. Vous observerez aussi que le mors qui termine la branche femelle est large, et présente un rebord un peu tranchant ; ce mors facilite la prise du calcul, et en rend l'échappement moins aisé ; au contraire, le mors qui termine la branche mâle est plus étroit, il possède une force de pénétration plus puissante ; c'est lui qui écrase la pierre contre le mors de la branche femelle ; c'est lui aussi qui est le plus susceptible de se briser lorsque l'instrument est défectueux. Vous remarquerez encore que ces instruments n'ont pas le même calibre, et que le brise-pierre à mors fenêtré présente un diamètre plus considérable que le brise-pierre à mors plats, et en rapport avec la force qu'il faut déployer pour faire éclater le calcul.

Tout malade qui doit être soumis à la lithotritie, demande une préparation de la vessie et du canal ; l'irritation de la vessie sera modifiée par le repos, les alcalins et un régime diététique approprié ; l'urèthre sera accoutumé au contact des instruments métalliques, et dilaté avec des bougies de plus en plus volumineuses ; l'opération devra être ajournée si le cathétérisme détermine un accès de fièvre.

Le cathétérisme avec la sonde exploratrice indique la présence du calcul, et le son que rend la pierre peut donner une idée de sa composition ; le brise-pierre explorateur permet d'en mesurer le diamètre. Les calculs phosphatiques sont passibles de la lithotritie, même lorsqu'ils atteignent un volume supérieur à celui d'une noix, car ils sont en général friables ; si l'acide urique forme la grande partie d'une pierre de deux centimètres, la lithotritie est indiquée ; mais une pierre de ce volume, constituée par de l'oxalate de chaux, ne peut être pulvérisée ; elle nécessite la taille. Admettez, en effet, que vous puissiez la faire éclater à l'aide d'une force considérable, vous aurez produit des fragments durs, anguleux, dont les arêtes irriteront au plus haut degré la vessie et l'urèthre : mieux vaut donc, dans ce cas, pratiquer la taille et retirer le calcul dans son entier : telle est l'opinion de la plupart des chirurgiens.

On a longtemps discuté sur la valeur de l'injection dans la vessie, comme moyen de faciliter l'opération, et d'atténuer l'action irritante des instruments sur la muqueuse vésicale. En France, on a coutume de pratiquer ces injections de manière à distendre légèrement la vessie ; Civiale conseillait de les faire pendant quelques jours, pour préparer l'organe ; en Angleterre, les chirurgiens préfèrent se passer d'injections, les croyant nuisibles par l'effort que fait la vessie pour chasser le liquide, efforts qui rendent l'opération plus difficile. Il faut distinguer les cas : on peut opérer à sec de petits calculs, mais des pierres d'un certain volume, glissant contre le col par la contraction du muscle vésical et provoquant d'ordinaire une rétraction de la vessie, demandent, pour être facilement saisies, à être isolées sans difficulté des parois du réservoir urinaire, ce que l'on obtient avec une injection; on peut d'ailleurs se contenter d'engager le malade à retenir ses urines pendant quelques heures avant l'opération. L'injection ne parait indispensable que dans le cas d'hypertrophie avec rétraction de la vessie; on pousse alors très-lentement une injection tiède, et l'on s'arrête à la moindre douleur; la distention exagérée serait suivie d'une inflammation de l'organe. Chaque jour, on augmente la quantité de l'injection, en prenant pour guide la tolérance de la vessie.

Voici, Messieurs, la ligne de conduite que vous devez adopter dans l'exécution d'une séance de lithotritie : le malade sera couché dans le décubitus dorsal sur un lit résistant, le bassin un peu élevé, surtout s'il existe une hypertrophie prostatique; de la sorte, les manœuvres se feront au niveau de la partie postérieure du bas fond de la vessie, et vous épargnerez au col toute excitation mécanique. Le lithotriteur fenêtré sera introduit, ainsi que nous l'avons vu en étudiant le cathétérisme ; je vous rappellerai que cette introduction diffère de la sonde, et que vous avez ici à compter avec le poids de l'instrument, qui facilite son entrée et son passage dans la courbure fixe du canal ; dans un premier temps, vous tenez la brise-pierre dans la position horizontale, jusqu'à ce qu'il soit arrivé au bulbe; là, l'instrument est ramené à la perpendiculaire, et pendant quelques instants vous l'abandonnez à son propre poids, il passe dans la région membraneuse; si ce passage ne s'effectuait pas facilement, vous porteriez légèrement en haut le brise-pierre, de façon que son bec vienne au contact de la paroi supérieure du canal, ou vous exerceriez au niveau du périnée une pression légère sur le bec de l'instrument arrêté au niveau du cul de sac du bulbe; puis, l'abandonnant à lui-même, vous le verriez s'engager sous la symphyse et pénétrer dans la région prostatique : le second temps serait accompli; dans le troisième, vous abaissez doucement la poignée, en déprimant avec la main gauche la racine de la verge, et l'instrument pénètre dans la vessie. Saisissant alors la poignée cylindrique avec la main gauche, vous laissez la droite prendre possession de la roue qui termine la branche mâle, que vous attirez à vous pour ouvrir l'instrument; vous inclinez alors les mors à droite ou à gauche, par un simple mouvement de rotation de la poignée cylindrique, et le brise-pierre va ainsi à la recherche du calcul. Lorsque la pierre a éclaté en plusieurs fragments, ne déplacez pas immédiatement l'instrument; vous verrez souvent les débris se présenter d'eux-mêmes dans le lithotitreur, surtout si la vessie ne contient pas une grande quantité de liquide. Règle générale, dans une première séance, le séjour du lithotriteur dans la vessie ne doit pas dépasser une ou deux minutes.

A la suite de la séance de lithotritie, le malade gardera le repos absolu pendant quarante-huit heures, et il urinera dans le décubitus dorsal, quitte à employer une sonde molle si la miction est impossible autrement. Une première séance n'est en général destinée qu'à faire des fragments; après un repos complet de 48 heures, ces fragments sont émoussés, et le malade peut les rendre avec moins de douleur et de désordres du col de la vessie et de la muqueuse du canal.

Dans les séances suivantes, que l'on peut faire de 3 à 8 jours d'intervalle selon la tolérance de la vessie et l'existence ou l'absence de fièvre, on se sert d'un lithotriteur à mors plats, à bec large et court : si le malade supporte bien la manœuvre, on peut la prolonger de 3 à 5 minutes. Lorsqu'il ne reste plus que quelques fragments à broyer, on emploie utilement une injection de 100 à 150 grammes d'eau tiède : l'instrument pourra être tourné en demi-rotation, et ramené contre le col ; la branche mâle étant immobilisée, on ouvre l'instrument en poussant la branche femelle dans une étendue de 1 à 2 centimètres : on saisit mieux de cette façon un dernier fragment. C'est à la fin du broiement et en particulier dans les cas d'inertie vésicale et d'hypertrophie prostatique, que les sondes évacuatrices ou les sondes à double courant rendent des services incontestables : voici ces instruments, je vais vous montrer leur mode de fonctionnement. Enfin, si après un exercice prolongé, comme une grande promenade à pied ou en voiture, le malade ne présente plus les signes subjectifs du calcul, si surtout un nouveau cathétérisme explorateur demeure négatif, vous pouvez être certains d'avoir tout enlevé, et le malade peut croire à la guérison.

Un des accidents les plus sérieux de la lithotritie est la rupture du brise-pierre dans la vessie. Pour l'éviter, prenez toujours la précaution, avant l'opération, d'essayer l'instrument sur un corps très-dur, et en y mettant toutes vos forces ; n'arguez pas de ce qu'un brise-pierre a déjà servi à plusieurs séances, pour le croire à l'abri de la rupture ; je me souviens d'avoir vu mon père briser ainsi dans l'épreuve préparatoire un lithotriteur à pignon avec lequel il avait pratiqué, dans l'espace de dix années, plusieurs opérations de lithotritie. C'est en général la branche mâle qui se brise, et cela près du talon de la courbure. Si un pareil accident survient, il faudra vous convaincre de sa cause, si c'est un défaut dans l'acier, vous extraierez le corps étranger, et vous continuerez la lithotritie ; sinon, ce sera l'indice d'une grande dureté du calcul, et vous retirerez le tout par une opération de taille.

La cause la plus fréquente de mort après la lithotritie est la néphrite, suite de cystite ; deux conditions concourent à produire ce résultat, l'action irritante des instruments, celle des fragments ; mais il faut convenir que rarement on opère dans une vessie absolument saine, et qu'avant l'opération, il existe souvent une néphrite ou une pyélite chroniques que les causes d'irritation indiquées font passer à l'état aigu ou sur aigu.

Voici quelques résultats qui pourront vous donner une idée de la valeur de la lithotritie : Civiale, sur 40 lithotrities faites à l'hôpital, compte 24 guérisons, 10 morts, soit 1/4, et 6 insuccès ; en ville, 32 cas, 4 morts, soit 1/8. — Cazenave de Bordeaux, en 1845, sur 58 cas, relève 8 morts, soit 1/6 1/2. — Pamard d'Avignon, en 1849, a une mortalité de 1/7, c'est-à-dire à peu près la même que pour la taille ; mais il faut tenir compte de ce que la grande partie des succès de la taille porte sur des enfants de 5 à 15 ans, où la taille est beaucoup moins dangereuse, tandis qu'on ne pratique pas la lithotritie chez l'enfant. La lithotritie présente des avantages incontestables lorsque le calcul est petit, la vessie saine ou tolérante, le canal large; en dehors de ces conditions, la taille paraît moins dangereuse.

Sir Henry Thompson a introduit dans le manuel opératoire des modifications importantes; il affirme n'avoir jamais perdu d'opéré après le broiement d'un calcul plus petit qu'une noix ; d'où la nécessité de reconnaître vite la pierre, pour n'avoir à traiter que de petits calculs. Sur 204 opérations faites sur 185 malades, il compte seulement 13 morts, soit 1/15, et en y comprenant des cas très-mauvais. On peut, dit-il, espérer 93,5 pour 100 de guérisons ; sur ces 204 cas, il y eut seulement 8 récidives, soit par un calcul rénal tombé dans la vessie, soit par un calcul phosphatique produit par la cystite chronique.

Nous pouvons maintenant juger en pleine connaissance de cause, des indications de la taille et de la lithotritie, et c'est par là que je terminerai ces leçons générales.

Lorsque vous avez à opérer un calculeux, il faut bien vous rendre compte de trois choses : 1° le volume de la pierre, sa composition, et la tolérance du sujet au contact des instruments ; 2° l'état des organes génito-urinaires et la santé générale du malade ; 3° vous devez enfin tenir compte de l'âge et du sexe.

C'est dans les données que vous fournira cet examen que vous trouverez l'indication ou la contreindication opératoire.

Quelle que soit la composition du calcul , lorsqu'il a plus de cinq centimètres de diamètre, il faut l'extraire par la taille, avec ou sans broiement du calcul; un calcul d'acide urique de 4 centimètres ne doit pas être traité par

la lithotritie ; il en est de même d'un calcul d'oxalate de
chaux dont le diamètre dépasse 2 centimètres. — L'irritabilité de l'urèthre, la cystite et la néphrite même peu
avancée, un rétrécissement peu dilatable, sont des contrein-
dications de la lithotritie ; si la néphrite est très avancée,
la taille elle-même ne doit pas être pratiquée, et vous êtes
réduits à vous borner au traitement palliatif. On a dit qu'il
en était de même dans l'hypertrophie prostatique avec
cystite et tendance à la rétention d'urine ; je vous rappellerai, à cet égard, ce que je vous ai indiqué en parlant du
traitement de la cystite chronique ; on a pratiqué des tailles
sans calculs, et on a guéri les malades par la suppression
de l'obstacle qui empêchait la miction ; dans ces cas donc,
l'opération de la taille peut être pratiquée. On a fait également avec succès la cystotomie, dans le but exclusif de
guérir une cystite incurable par tout autre moyen. Avant
la puberté, tous les calculs seront traités par la taille ;
c'est l'âge où cette opération donne les meilleurs résultats,
et d'ailleurs, l'urèthre et la vessie s'accommoderaient très
mal du contact du lithotriteur ; l'urèthre est, en effet, très
friable chez l'enfant, et, d'autre part, la cystite engendre
facilement la péritonite par continuité de tissu. Chez la
femme, la lithotritie peut être employée à tout âge, sauf
pour des calculs volumineux.

Le choix du procédé de taille varie avec le volume du
calcul ; si le calcul est petit, on pourra l'extraire par la
taille membraneuse d'Allarton, ou la lithotritie périnéale
de Dolbeau ; s'il est d'un volume moyen, on pratiquera
la taille latérale ou la taille prérectale, en y joignant le
broiement du calcul, si on ne peut l'amener au dehors sans

employer la force; on réservera la taille vésico-rectale pour les pierres très-volumineuses et dures, que l'on ne peut extraire par aucun autre moyen.

Enfin, vous tiendrez grand compte, dans le choix de la méthode, de votre savoir-faire, et dans les cas qui vous paraîtraient douteux, vous recourrez à la taille, si vous ne vous reconnaissez pas l'habileté nécessaire pour pratiquer avec chances de succès l'opération de la lithotritie. Ce précepte, Messieurs, acquiert une grande importance par la valeur que lui reconnaît sir Henry Thompson, que l'on ne saurait accuser de partialité en faveur de l'opération de la taille.

TABLE DES LEÇONS.

AVANT - PROPOS.

PREMIERE LEÇON.

Introduction. — Urine normale. — Urine pathologique. — Moyens généraux du Diagnostic..................................... 1

DEUXIÈME LEÇON.

Du Cathétérisme à l'état normal 15

TROISIÈME LEÇON.

Du Cathétérisme de l'Urèthre dans les cas pathologiques.......... 30

QUATRIÈME LEÇON.

De l'Uréthrite. — Uréthrite aigüe. — Ses causes. — Signes. — Complications...................................... 41

CINQUIÈME LEÇON.

Uréthrite chronique. — Traitement de l'Uréthrite.............. 50

SIXIÈME LEÇON.

Prostatile aigüe. — Prostatite chronique. — Abcès de la Prostate.. 60

SEPTIÈME LEÇON.

Cystite aigüe. — Cystite chronique. — Catarrhe vésical.......... 69

HUITIEME LEÇON.

Rétrécissements de l'Urèthre 86

NEUVIEME LEÇON.

Traitement des rétrécissements de l'Urèthre..................... 98

DIXIEME LEÇON.

Lésions traumatiques de l'Urèthre.............................. 114

ONZIEME LEÇON.

Corps étrangers de l'Urèthre et de la Vessie................... 118

DOUZIEME LEÇON.

De l'hypertrophie de la Prostate 125

TREIZIEME LEÇON.

Poches urineuses. — Infiltration d'urine. — Abcès urineux. —
Fistules urinaires 137

QUATORZIÈME LEÇON.

Rétention d'urine. — Ponction de la Vessie..................... 150

QUINZIEME LEÇON.

De la Pierre dans la Vessie. — Étiologie. — Diagnostic......... 160

SEIZIEME LEÇON.

De la Taille 169

DIX-SEPTIEME LEÇON.

De la Lithotritie.. 179

Lille. Imp. L. Danel.